암 환자를 위한
매일 차릴 수 있는
밥상

_____ 님께

"빠른 쾌유를 위해 기도드립니다."

암 환자를 위한 매일 차릴 수 있는 밥상

초판 6쇄 발행 2016년 2월 18일
2판 1쇄 인쇄 2016년 12월 27일
2판 6쇄 발행 2023년 2월 10일

지은이	임현숙
펴낸이	임충배
홍보/마케팅	양경자
편집	김민수
디자인	정은진
펴낸곳	도서출판 삼육오 (PUB.365)
제작	(주)피앤엠123

출판신고 2014년 4월 3일
등록번호 제406-2014-000035호

경기도 파주시 산남로 183-25
TEL (031)946-3196 FAX (031)946-3171
홈페이지   www.pub365.co.kr

ISBN 979-11-86533-58-1 13590
Copyright©2016 by PUB.365

· 저자와 출판사의 허락 없이 내용 일부를 인용하거나 발췌하는 것을 금합니다.
· 저자와의 협의에 의하여 인지는 붙이지 않습니다.
· 가격은 뒤표지에 있습니다.
· 잘못 만들어진 책은 구입처에서 바꾸어 드립니다.

암 환자를 위한
매일 차릴 수 있는
밥상

전...
약속했습니다....

지금....
그 약속을 지키려 합니다.

지금 시각...
새벽 3시 30분......

PREFACE

책 속의 글 내용이 다듬어지지 않고 세련되지 않아
다소 거칠더라도 이해해주시길 바랍니다.

경험이 많은 작가가 쓴 글이 아니라

동네 옆집에 살법한
특별하지 않은
그저 평범한 한 환자의 아내가
경험한 대로 이야기하듯
편히 썼답니다.

사진작가가 찍은 전문적인 사진이 아니라

환자의 아내가 음식을 만들 때 마다
휴대폰 카메라로 찍은 것이기에
선명하고 아름답지도 않답니다.

나름 중요하다 싶은 내용은
몇 번이고 반복이 될지도 모르겠습니다.
아줌마의 특징입니다.
그냥 자꾸 듣고 기억해주세요.

임현숙

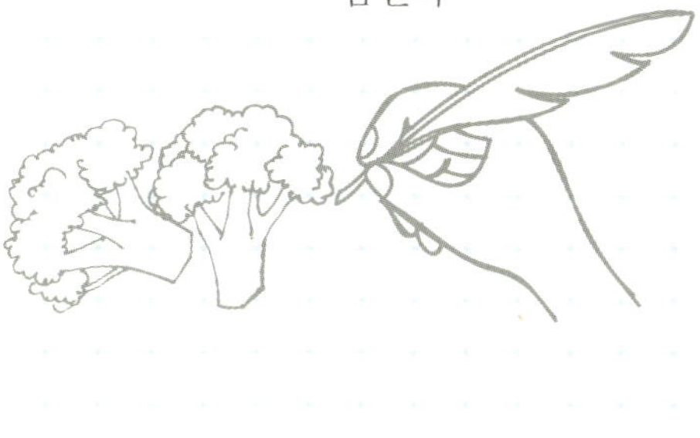

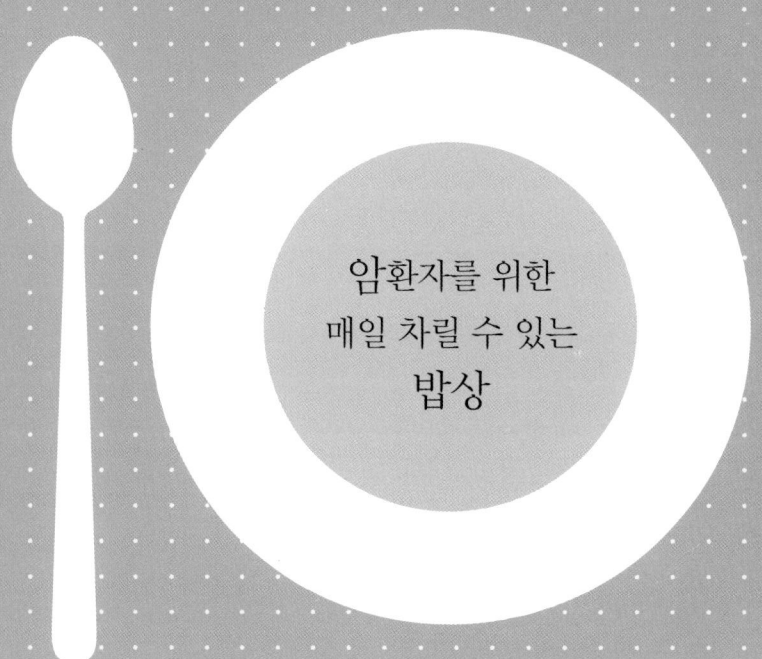

암환자를 위한
매일 차릴 수 있는
밥상

CONTENTS

01 남편의 암 진단을 받고부터 이 글을 쓰기까지 - 008

02 암 진단부터 지금까지 - 030

03 글을 쓰게 된 이유 - 038

04 이것만은 꼭 지키다 - 042

05 밥의 재료 - 046

06 물의 재료 - 052

07 국의 재료 - 060

08 기본양념들 - 066

09 주로 쓴 식재료 - 072

10. 기본밥상과 반찬들 - 082

11 여러 가지 차 - 092

12 간식 - 098

13 가끔은 색다른 음식으로 - 112

14 어디 직접 만들고 길러보자 - 132

15 소소한 행복의 일상(환자를 가능한 한 웃게) - 144

16 치유되기까지의 일등공신 - 174

17 주변의 감사한 모든 분께 - 178

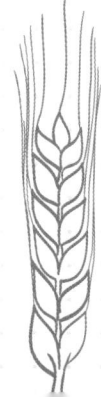

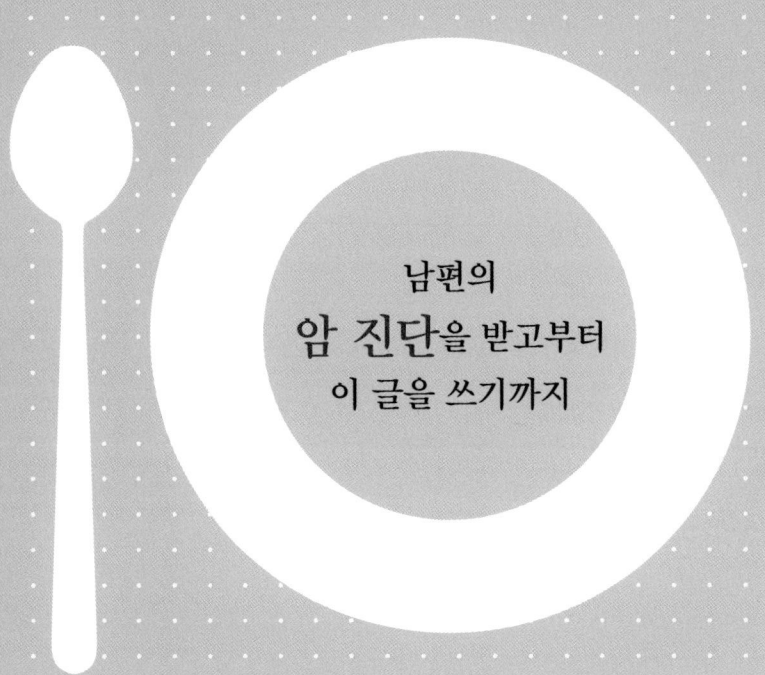

남편의
암 진단을 받고부터
이 글을 쓰기까지

남편의 암 진단을 받고부터
이 글을 쓰기까지

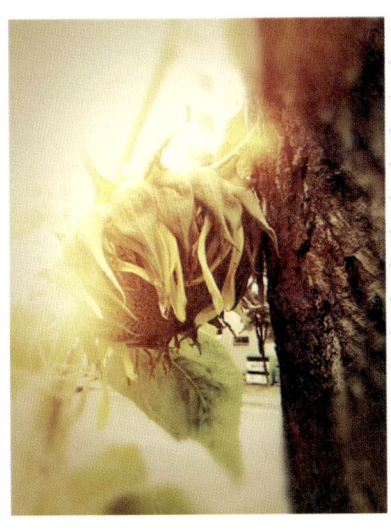

이 세상
모든 암환자에게
회복을 기도하며

환자를 위해 수고함에
잠 못 이루고 마음 졸이며
몰래 눈물 흘리는
모든 가족에게도
위로를 보냅니다.

2013. 09. 06   초라해진 해바라기가 힘든지... 옆 나무에 기대어 버틴다...

절망의 말기 암 판정

장염 증상이었다.
조금 심하다 싶은... 딱 장염.
굶으며 참겠다는 남편에게 화를 내서 억지로 근처 병원에 갔다.
장염이라 했다. 3일간 약을 먹고 계속 설사 증상이 있으면 오라 한다.
혹 장염 확진을 하려면 복부 초음파를 찍어보면 확실이 알 수 있다고 한다.
어쩔까 고민하다가 마음 편한 것이 났다 싶어 그리하기로 했다.

장염 증상에 초음파라...

의사선생님은 심각한 표정으로 빨리 큰 대학병원으로 가라며 소견서를 급히 써주신다.
간 부위에 큰 덩어리가 찍혔다며...
간, 담도 특진 선생님께 꼭 진료를 보라 당부를 하신다.
무슨일이야... 뭐지? 바로 근처 일산 백병원에 달려가 진료 예약을 했다.

담관암 말기...

처음으로 일산백병원에서 4기 말기 암 진단을 받고
가망이 없음을 의사로부터 남편 몰래 들었을 때
그... 절망감이란...

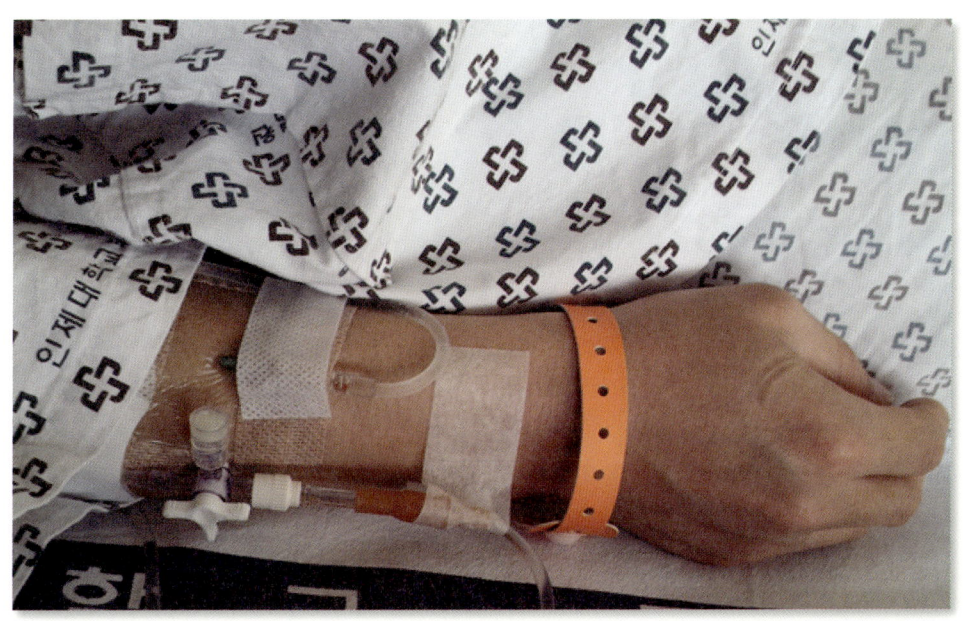

일산 백병원에서 남편이 암 말기라는 것을 나 혼자 알고 난 뒤 사진을 찍어댔다.
그동안 사는 것이 바빠 사진 한 장 기쁘게 찍은 적이 없었다.
혹시 모르니 조금이라도 남편의 흔적을 남기고 싶어졌다.
주삿바늘을 이리 무섭게 꼽고 있으니 더 안쓰럽고 겁이 난다.

세상에 이런 일이 나에게도 생기는구나 싶고, 이상하게 몸이 붕~ 뜨는 듯 멍해지면서
속으로는 내가 왜 슬프지 않은 건가? 눈물도 바로 펑펑 쏟아 나와야 하는 거고, 주저앉아
통곡해야 정상인 듯한데...
너무 덤덤한 것이... 이상하다...

말기 중에도 완전 말기...

남편의 온몸에 암이 전이돼서 유감이지만 수술도 못 하고 가능한 치료방법도 없다고 가망이 없음을 내 눈치를 보며 말하는 의사가 무색할 정도로 난 눈물도 없이 어리둥절하기만 하고 내 스스로가 정상이 아닌 듯 느껴졌다.

어쩌지... 어쩌지...
남편에게는 뭐라 둘러대지?
병실에는 어찌 들어가지...

한참을 긴 복도의 끝과 끝을 왔다갔다 반복적으로 서성이다가...
의사와 함께 나간 내가 늦어짐에 불안해할 듯해 서둘러 병실로 들어가 아무렇지 않은 듯 연기를 시작했다.
남편 본인도 생각하기에 자신이 확실히 심각하긴 한 거 같고, 혹시 암일지도 모른다고 생각하고 있는 듯이 느껴졌다.

"뭐...래...?"하고 묻는 남편에게 별 대수롭지 않은 것인 양...
"암일 수도 있고 아닐 수도 있는데 자세한 건 조직검사를 해봐야 안데...
차라리 다른 큰 병원에 가서 다시 검사해보자.
어차피 조직검사를 해봐야 한다니까.
더 큰 병원에 가서 다시 한 번 검사해보는 게 더 확실하고 좋을 것 같은데..." 했더니
그러자고 한다.

그렇잖아도 평소에 말수도 없고 감정표현도 서툰 사람이 얼굴에 웃음기도 사라져 버리고
더없이 순하고 약해진 모습이 더 불쌍하다.

다른 큰 병원에 가서 검사해보면 혹시 오진으로 나올지도 모른다...
그러기로 하고 나는 할 일이 있는 것처럼 바쁘게 바로 병실을 나와버렸다.
그때서야 가슴이 먹먹해지고 아려온다.

좁고 긴 복도를 왔다 갔다 방황하기 시작했다.
사람이 없는 구석진 곳을 급히 찾아다녔다.
이제야 적당한 곳이 있다. 좀 울 수 있겠다.
하지만 이상하게도 시원하게 울고 싶은데 숨도 내쉬지 못하고 연신 눈물 참으며 끅끅 숨이
들이마서 지기만 한다.

전화가 왔다.
혼자 있을 내 아들을 봐주시려고 서울에서 달려오신 엄마가 걱정돼서 전화를 하셨다.
나는 엄마 목소리를 듣자마자 이제서야 눈물이 쏟아져 나오고
작게라도 울음소리가 나온다...
엄마는 사위가 암 말기라는 소리를 들으시자마자 대성통곡을 하신다...

전화를 부여잡고 둘이서 한참을 그렇게 엉~엉~울었다.

큰일이다.
전화를 끊고는 어느 병원으로 가야 하나 고민이었다.

갑자기 우리 아들 친구 주환이 어머니가 생각이 났다.
그 어머니가 서울 연세대학교에 계신다는 것이 생각났다.
바로 전화해서 자초지종을 말씀드렸다.

사실... 주환이네가 얼마 전 우리 아파트 같은 동 같은 층으로 이사 와서 마주 보며 살아도 깊게 친한 사이는 아니었다.
아이들끼리는 두 집 현관문을 열어놓고 맨발로 서로 왔다갔다하며 밤늦게까지 잠옷 바람으로 건너다닐 만큼 허물이 없었지만...
부모들끼리는 웃고 인사하는 정도였다.

그럼에도 상황을 들으시고는 본인의 일처럼 바로 의사선생님도 알아봐 주시고 진료날짜도 이틀 후에 예약을 해주셔서 바로 다음 날에 퇴원을 하고 집으로 왔다.

퇴원한 그 날 밤 남편은 4기라는 것을 알아버렸다.
신촌세브란스 병원으로 진료를 다시 받기 위해 퇴원하면서 진단서와 진료기록을 발급받아 왔었다.

혹시 남편이 진단서 좀 보자고 할까 봐 진단서는 핑계를 대고 감췄지만...
의무기록까지 감출 수는 없었다.
아니나 다를까 집에 도착하자마자 남편은 의무기록을 찾는다.
남편이 눈치챌까 봐 겁이 났다.
의무기록을 자세히도 본다.
관심을 돌리려고 사이사이 일부러 말도 걸어보지만, 소용이 없다.
휴대폰으로 모르는 용어를 찾기 시작했다.
그 모습이 너무도 무서웠다.
병명을 알아 버릴까 봐...

얼마나 시간이 흐른 늦은 밤
남편은 산책하고 오겠다 한다.
아마도 직감에 남편이 알아버렸지 싶다.

남편이 공원으로 가고 난 뒤 난 남편이 본 의무기록을 다시 한 번 자세히 봤다.

담관암 4기…

그리 정확히 써 놓았을 줄 몰랐다.
이미 남편은…
알아버린 것이 틀림없다…
가슴이 내려앉는 듯이 멍해졌다.

아파트 창문 너머로 남편의 모습을 찾기 시작했다.
남편이 고개를 숙인 듯 움츠리고 공원을 서서히 걷고 있다.

우나?
얼마나 슬플까?
얼마나 무서울까?
무슨 생각을 할까?

집에 들어오면 어떻게 남편을 대할까?
또 모른 척 웃으며 아무렇지 않은 양 연기를 해야 하겠지?
별거 아닐 거야 라고 느낄 수 있게…

신촌 세브란스병원으로 진료받으러 가기 전날 밤이 너무도 길었다.
병원에 가는 날 남동생이 시간을 내서 아침 일찍 차를 갖고 와주었다. 가는 내내 동생과 오진일 것이라는 희망적인 대화가 애써 오고 갔다.

도착해보니 주환이 어머님은 일찍 오셔서 우리를 기다려주시고 낯설어 헤맸을 병원 곳곳을 주환이 어머님 뒤를 따라다니며 감사하게도 편히 진료를 볼 수 있었다.

그 후로도 일하시느라 힘드신데 쉬는 시간에 쉬시지도 못하고 너무 친절히 살펴주셔서 음울한 가운데 잠시… 잠시… 감사의 웃음을 지을 수 있었다.

절망 속에서의 빛...
천군만마를 얻은 듯한 느낌이었다.
내 병원에 온 듯한 편한 느낌... 감사함...
평생 잊지 못할 것이다.

진료 차례가 되었다.
남편의 담당 선생님은 신촌 세브란스병원 소화기내과 방승민 교수님...
당연히 연세 지긋하실 것으로 생각했지만 뵙기에 무척 젊으신 선생님이셨다.
혹시 남편이 암이 맞다면 제발 남편의 병을 고쳐주실... 명의이시길 바라본다.

그동안 이전 병원에서의 검사 기록을 의사선생님께 보여드렸고 의사선생님의 표정을 조심스레 살피며 그간의 상황을 말씀드렸다.

...

진료 기록을 보신 의사선생님은 한참을 말씀이 없으셨고 그간 진료 기록을 자세히 살피시며 약하게 고개를 갸우뚱거리시고 들릴까 말까 한 근심의 한숨도 좀 내쉬셨다.
의사선생님의 표정만으로도 이미 남편의 상태가 어떠할지 대충 짐작이 되었다.

'어쩌지? 제발! 제발! 제발...
정말 처음 진단받은 것처럼 심각한가 보다.
역시...
어쩔 수 없는 사실인가?'

의사선생님은 지금 바로 입원을 해서 검사를 해보자 신다.
똑같은 진단이 내려졌나보다.

혹시나 오진이지 않을까 했던 기대는...
무너졌다...

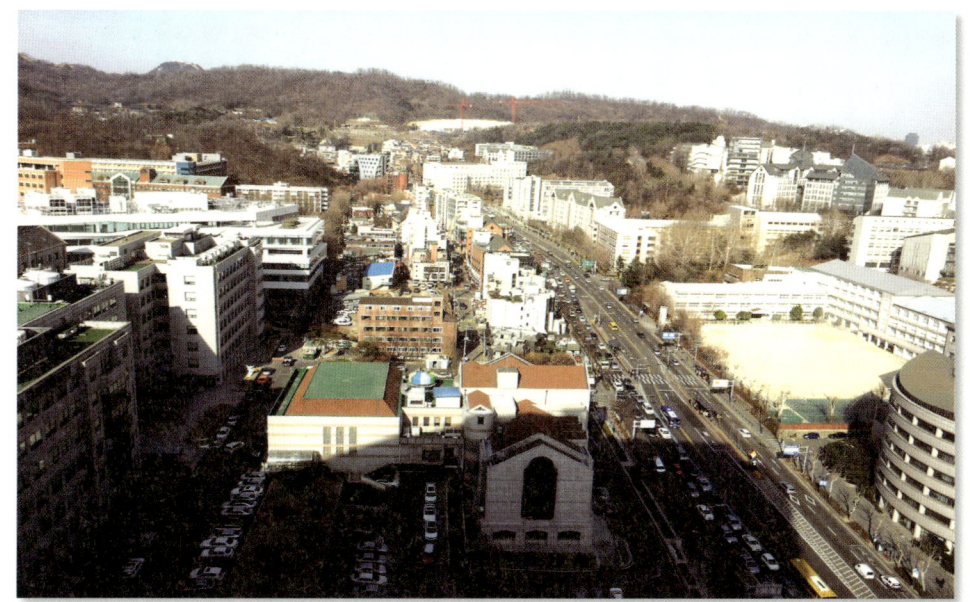

신촌 세브란스병원 입원실에서 바라본 풍경
확 트인 전망을 보고 남편의 병이 나아라~ 병이 제발 나아라... 맘속으로 중얼거려본다.

그날 바로 입원을 하고,
조직검사와 암세포들이 어디에 얼마나 펴졌는지를 알기 위해 펫시티(PET-CT)도 찍고 조직검사 까지 한 결과...

원발성 담관암종 4기

남편이 그 무서운 말기 암환자가 되어버렸다.
그것도 뼈와 림프샘과 주변 장기에 이미 다 전이된...

암중에서도 치료 예후가 좋지 않은 암이라
힘들다고... 가망이 없다고...

진료가 끝나고 나갔다가 난 혼자 다시 진료실로 들어가서 의사선생님께 여쭤봤다.
그렇다면 남편은 얼마나 살 수 있을 것인가를...

이곳에서도 1개월이 될지 3개월이 될지 모른다 했다.
어차피 이 환자는 이병으로 죽게 될 것이라 하신다.

그만큼 통계적으로 봤을 때 남편의 상태가 절망적이리라...

수술은 못 하고 할 수 있는 것은 항암 주사 치료밖에 없는데, 이것도 의미가 거의 없을 것이라고...

치료목적이 아니라 생명 연장의 의미...
생명연장도 얼마나 될지 안 될지도 모르는...

워낙에 예후가 좋지 않은 암이라 항암 주사를 맞는다 해도 좋아지기는 힘들다 한다.
그나마...
암 크기가 커지지 않고 그대로만 멈춰 있기만 해도 그 항암제는 효과가 있다고 봐야 한다고...

나는 궁금해졌다.

남편과 같이 치료가 의미 없을 만큼 막다른 길에 몰린 수많은 말기 암 환자들은 어떤 선택을 해서 더 유리했는지...

그래서 의사 선생님께 여쭤봤다.

"선생님 남편이 맞을 항암 주사가 치료목적이 아니라면
남편이 주사를 맞아야 더 좋은가요?

아님... 민간요법으로 하는 것이 더 좋을까요?"

돌아오는 답은 간단하고도 명료했다.
항암 주사를 맞을지 맞지 않을지는 보호자가 결정해야 한다고...

그 말씀이 내겐 남편은 더는 희망이 없어서 의사조차 손을 놓은 듯한 느낌으로 들려 절망감을 느꼈다.

하긴, 어찌 의사선생님께서 주사를 맞아라 맞지 말아라 정해 주실 수 가 있겠는가?
묻는 내가 답답한 것이지...

치료의 의미가 없는 항암 주사...
무척 힘들다던데...
맞으라 해야 하나 맞지 말라고 해야 하나...
도박과 같이 알 수 없는 확률적인 결정을 나라고 어떻게 할 수가 있을까...

순간 내 아들이 머릿속을 스쳐 지나갔다.

아빠 없는 아들...
살다가 아빠 보고 싶으면 어찌 견딜까나...
아빠가 있는 친구들이 부러워서 어쩔까나...
아빠만이 메꿔줄 수 있는 수많은 빈자리를 어찌할 것인가...

...

남편이 없는 일상을 갑자기 상상하게 된다.

남편과 나 그리고 기도

남편과는 초등 동창모임으로 만났다.
몸도 약해 온 가족이 모두 걱정이던 외동딸인 나는
가난한 남편과 인생의 맛을 느껴본다며 결혼을 하고
부모님 도움 없이 내 힘으로 바닥부터 시작하겠다며 큰소리치고
신혼을 대출로 좁디좁은 방 두 칸짜리 전세로 시작했다.

그동안 내 힘으로 내 집을 갖겠노라고 아등바등 사느라
먹을 거 입을 거 놀러 갈 것 아낄 수밖에 없었던 신혼...
남들처럼 여행도 못 가고, 외식 한 번 제대로 한 적이 없이

한계단 한계단 어찌어찌 올라가
이제 조금 큰 집을 장만해 살만하다 싶으니,
죽을 병에 걸린 남편...

아등바등 살아온 세월을 생각하면.... 나도 남편도 불쌍해서...
이젠, 시도 때도 없이 눈물이 나온다.

오전 내내 남편 먹을 거 챙기며 살피며 함께 있으니 울 장소도 울 시간도 없다.
슬프지 않은 척 강한 척 연기하기도 문득문득 흐를것 같은 눈물을 참아 내는 것도 내가 죽을 맛이다.

맘 놓고 울지도 못하고 대범한 척 웃어야 하는 나는
오후에 화실로 출퇴근길에 혼자가 되면 여지없이 설움이 터져 쏟아 나온다.

길바닥을 걸으며 속이라도 시원하게 크게도 울지 못하고 응응거리는 울음과
결국은 그렇게 살더니 또 이렇게밖에 못사는 나 자신마저도 이젠 불쌍한 생각이 들어
내 연민에 하루에도 몇 번씩 서럽고 또 서럽다.

· · ·

어느 순간부터 기도했었다...

'하나님... 낫게 해주세요...
내 남편 낫게만 해주세요. 그리만 해주신다면....
제가 글을 쓰고 책을 만들어서 전국을 돌아다니며 하나님이 하신 일이라고
간증을 하고 다닐게요~ 낫게만 해주세요~
책을 만들어 전국을 다니며 간증 할 테니 그것으로 먹고살게 해주세요...
다시 한 번만 더 제가 하나님을 느낄 수 있게 남편을 낫게 해주세요...'

오기...!
'어디 진짜 하나님이 계신지 보자....
그렇다면 이번엔 진짜 믿을 테다...'

달걀로 바위를 치듯 부질없는 짓임을 안다.
결론은 이미 나왔는데...
하나님께 억지스러운 떼를 쓰는 것 같았지만
써본다...

그때 나는 남이 짐작도 못 할 만큼 너무도 간절하고 간절했다...

. . .

갑자기 지금...
맘속에서 책을 준비하라 한다.
보여줬으니 약속을 지키라 한다.

그동안 내 몸을 너무 혹사해 천근만근인데 몇 일째 밤을 새워 글을 쓰는지 모르겠다.

머릿속에서 맴도는 그 목소리가 약속을 지키지 않으면 다시 아프게 될 거다~
하는 것처럼 들리는 듯하다.
도대체 내 양심이 하는 말인지... 진짜 하나님의 음성이라는 것인지...
난... 분간을 못 하겠지만...
약해 빠진 내 몸임에도 불구하고 잠이 없어지며 글을 쓸 수 있다는 것 또한 나 스스로 신기하기만 하다.

난... 기독교인이다... 하지만...
신앙심이 깊은 절실한 기독교인이 아님을 내가 잘 알고 있다.
목사님의 설교 속의 성경책 내용은 신기하며 진심으로 와 닿는 것 같지만
솔직히 성경내용에 대해 자세히는 모르는 날라리 집사이다.

그동안 내가 아쉬울 때만 다니던 교회...

특히 요 몇 년 동안은 부모님 맘을 기쁘게 해드리고 조금이나마 행복하게 해드리고 싶은
생각에 형제들과 다 함께 교회를 다닌 것이 사실이다.

그런 의미가 커서일까?
내 스스로도 집사라는 호칭이 죄송스럽고 맞지 않는 남의 옷을 걸친 듯이 어색하고 낯설
다.

하지만 난 단 한 번도 하나님이 없다고 부정해본 적도
힘든 일이 생겼다고 하나님을 원망해 본 적도 없다.

다만 항상 내가 필요할 때...
내가 도저히 해결할 수 없는 일이 닥치면 극도로 힘들 때마다 매번 기도로 애원한다.

'잘못했습니다~
이젠 교회도 열심히 다닐게요~
한 번만 기회를 주세요~
이번만 도와주세요~
진짜 열심히 다니겠습니다.'

그럴 때면...
항상 신기하게도 해결이 되곤 했다.
기도를 들어주시고 기회를 주셨다는 것을 난 매번 느끼며 살았었다.
이번에도 난 분명 내 기도를 들어주셨다고 믿는다...

남편이 첫 번째 항암 주사를 맞고 평소 아무렇지 않았던 곳까지 갑자기 너무 심한 통증으로 아파할 때 좀 더 알아줄 것 같은 다른 큰 병원으로 진료기록을 들고 갔었다.

그곳에서는 남편의 진료기록을 보시고는 의사선생님 본인이 더는 해줄 것이 없다며 1~2분도 안돼서 진료상담은 끝나버렸다.

"에이~ 이 환자 얼마 못살아~"
"아뇨~ 사실은 별 증상도 없이 멀쩡해서 환자랑 같이 오고 싶었는데 항암 주사 한번 맞고는 너무 아파서 같이 못 왔어요~ 멀쩡한 거 보여드리고 진료받아보려 했거든요~"
"환자 볼 필요도 없어~ 내가 해줄 것이 없어~ 항암 주사약도 똑같은 거고~"

난 할 말을 잃었다.
혹시 몰라 희망을 품고 3시간을 달려온 병원이다.
의사와 간호사가 있는 그 자리에서 나도 모르게 엉엉 울어버렸다.

진료비도 받지 않을 만큼 의사도 포기할 정도의 심각한 남편의 상태....

치료의 의미가 없는 독한 항암 주사를 맞아야 하는...
좋아질 이유가 거의 희박한 내 남편은 어쩔 수 없는 몇 개월 시한부 말기 암 환자였다...

지금 완치는 아니지만...
절망스러움을 말씀하시던 의사선생님께서 이젠
"본인이 당황스러울 정도로 좋아져도 너무 많이 좋아졌다"는 말씀과 함께 상당히 고무적이란 표현을 반복해서 하시고...

"**항암치료 2개월** 만에 간에 전이된 제일 큰 암 덩어리가 **40% 이상 줄었다**"는 소리를 듣고는 나도 모르게 환호성이 터져 나왔다.
간호사님이 깜짝 놀라 우리를 돌아보시며 웃으신다.

100일도 안 돼어 **암 수치가 765에서 34.5 극히 정상**이 되었다.

의사 선생님께서는 "솔직히 당황스러운데요~ 조직검사에서 암세포가 나오지 않았다면 암이 아니라고 할 정도로 너무 많이 좋아졌는데요~ 이렇게 좋아질 수가 있나...?" 하시며 고개를 갸우뚱거리시곤 하셨다.

의사 선생님께 여쭤봤다.
"혹시 그동안의 환자 중에 남편처럼 항암 치료한 지 4개월도 안 돼서 혈액 속 암 수치가 정상이 된 환자가 있었나요?"
의사 선생님께서는 잠깐의 망설임도 없으시고
"거의 드뭅니다. 없습니다." 라고 말씀하시는데 세상을 다 갖은 기분이었다.

이젠...
희망적이다...
절망에서 희망으로 바뀌었다.

그 이후 CT 결과는 제일 큰 암세포가 2cm나 줄어들었으며, 암 수치가 더 떨어져서 9.5에서 또 6.2, 10월 현재 4.5로 여전히 정상범위(종양표지자 CA 19-9, 0~37)이다.

책을 준비하는 중간 중간 남편의 몸 상태는 계속 좋아져서 이 책의 내용은 현재 진행형이므로 내용수정이 불가피하다.
의사선생님께서는 지금처럼 계속 좋아진다면 수술이 가능할 것이라고 하셨다.

여기서 수술의 의미는 완치를 의미한다고 하신다.

완치!!!

속으로 '감사합니다~ 감사합니다~'를 몇 번이나 했는지 모르겠다.

사실 처음 의사선생님은 남편을 진료할 때 항상 어둡고 심각한 표정이였다.
하긴... 죽음을 앞둔 환자를 보고 선생님인들 맘이 편하겠는가?
일주일 이주일... 시간이 지나면서 남편의 몸 상태가 좋아지는 것과 함께 의사선생님 표정 또한 점점 밝아지시는 것을 느낄 수 있었다.
이젠 진료시간에 웃으며 가벼운 농담도 해주시고 함께 기뻐해 주시니 의사선생님의 표정을 살피는 것도 즐겁기만 하다.

제일 큰 암세포 덩어리가 40% 이상 줄었다는 소리를 듣고 난 후부터 당장 책을 써야겠다는 생각이 자꾸만 들었다.

하루빨리 약속을 지켜야 하기에

난... 우선,
암환자의 음식에 관한 것을 쓰려 한다.

남편이 암에 걸리니 암에 관한 별별 책을 다 보았다.
친구 상현이가 우편으로 보내준 몇 권의 책 속에는 무염식의 채식으로 병을 고친 내용이 있었다.

당장 나도 뭘 만들어서 먹게 할 것인가...
먹는 것이 너무도 큰 고민이었다.
뭘 사서 뭘 어찌 요리해서 매일매일 먹게 할 것인가...

암에 도움이 되는 음식이 무엇일까...

갑자기 의사선생님께서 제일 먼저 항상 물어보시는 것이 생각났다.

"체중은 어떤가요? 얼마나 줄었나요?"

하긴...
무슨 병이 됐든 아프면 몸무게는 빠지기 마련이다.
우선 남편의 살이 빠지면 안 된다.
무조건 잘 먹게 해서 체중을 늘려야 한다.
더구나 항암치료를 하면 제대로 못 먹고 살이 빠진다 하니 최대한 살을 찌워놔야겠다.
이왕이면 항암에 좋은 것으로 잘 먹어야 한다.

두 가지의 갈등이 생겼다.

그동안 먹은 것이 좋지 않은 것을 먹어서 암에 걸린 것처럼 모든 음식을 생소하게 바꾸자는 것과,
하지만...
똑같은 걸 먹은 나는 멀쩡하니 꼭 음식 때문이라고는 할 수 없지 않은가? 라는 것...

병원에서는 평소대로 뭐든 잘 먹으라 했다.
고기도 먹고 껄끄러운 잡곡밥 먹느라 끅끅거리며 억지로 먹지 말라 했다.
항암치료 들어가면 식욕도 떨어지고 음식을 잘 먹지 못하는데,
채식을 한다면서 고기도 입에 안 대다가는 암으로 죽는 것이 아니라 영양 불균형으로 죽는다 했다.
혹시 살날이 얼마 없는 환자니 맘껏 먹으라는 것은 아닐까 하는 생각도 들었다.

그래도!

정상적인 몸이 아니니 건강했을 때 먹던 것과 똑같이 먹는다는 것이
조심스러운 건 사실이다.

남편이 암에 걸리자마자
난 뭐든 미친 듯 남편에게 좋은 무엇이든 찾아야만 했다.
밤을 새워서 인터넷에 매달려 암 환자식에 대해 알아봤다.

그러나
많은 책과 인터넷에 나온 음식들은 너무도 예쁘고 맛나 보이고 아름답기까지 했지만, 그 음식을 내가 매일 만들기에 자신이 없어지고 더 걱정이 앞섰다.

한 두번은 그 책대로 해보겠지만....
날마다 반복되는 밥상이 필요한데...
도저히 그 책대로는 매일 반복적으로 따라 한다는 것이 무리다.
솔직히 주머니 사정도 어렵고...

암 환자 중에 연로하신 분들도 계실 것이고
우리처럼 젊지만... 경제적으로 어려운 이들도 있을 것이기에
누구나 늘 접하는 반찬 재료로 제일 쉽게 뚝딱 만든
보면 다 알 듯한 뻔~~한 음식으로 암을 치료하는데 도움을 준다면
이보다 더 좋을 순 없지 싶다.

남편에게 음식을 만들어 주기 위해 나름 공부를 하다 보니
모두 내가 평소에 좋아하고 늘 먹던 재료들이 모두 항암 효과가 있었음을 알게 되었다.

장식적인 것을 배제한 단지 항암효과가 있는 흔한 재료를 이용해
화학조미료와 짠맛을 제한해서 음식을 싱겁게 만드는 것에 집중했다.
한마디로

무엇으로 어찌 조리할 것인가와 어찌 먹을 것인가의 차이일 뿐...

세상 모든 음식재료가 다 약이었음을 알았다.

. . .

이런 이유로 암환자인 남편에게 매일 밥상을 차려주며
어찌하면 식이요법을 하면서도 체중을 늘릴지...
어찌하면 짧은 시간에 항암효과가 탁월한 음식을 만들어 줄지...
어찌하면 항암효과가 있는 음식을 많이 먹게 할 것인지...

나름 터득한 나의 음식을 기록해서
이 글을 읽는 막막하기만 한 암환자들과 그들을 보살펴야 할 가족들에게도 지금의 나와 같은 희망의 효과가 있기를 바라는 마음으로 용기를 내어 책을 만듭니다

책 뒷부분에는
내가 희망을 놓지 않게 많은 사랑과 응원으로 큰 힘이 되어준 고마운 분들과 내 아들과 아들의 친구들을 보며 내가 느낀 절망 속의 그 행복감을 이 책을 읽는 이들도 함께 느끼길 바라는 마음으로 소소한 일상의 행복을 사진으로 담았습니다.

혹여 실처럼 가늘디가는 희망의 끈이라도 있는 힘껏 꽉 잡고 놓지 마시길 바랍니다.

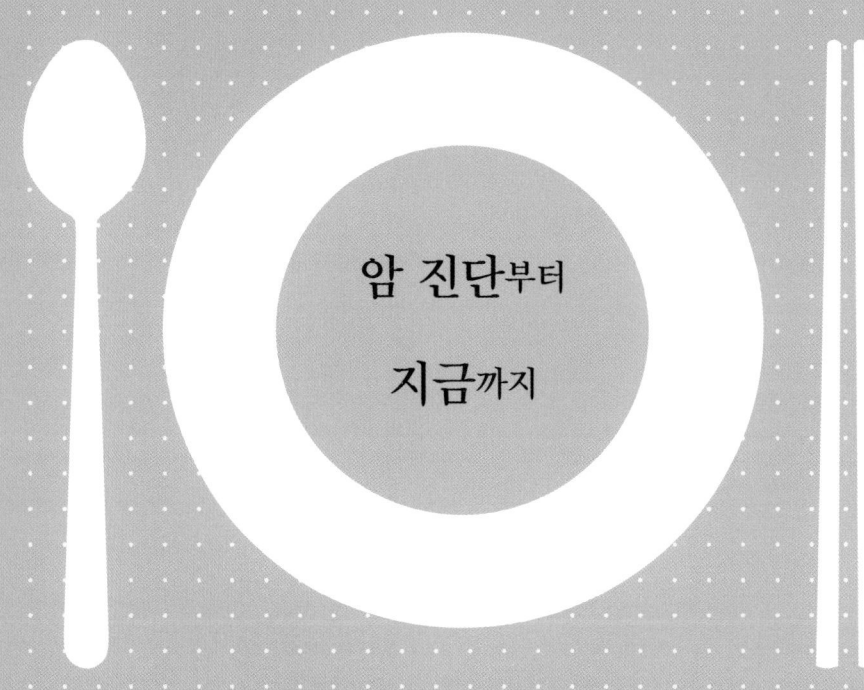

암 진단부터 지금까지

암 진단부터 지금까지

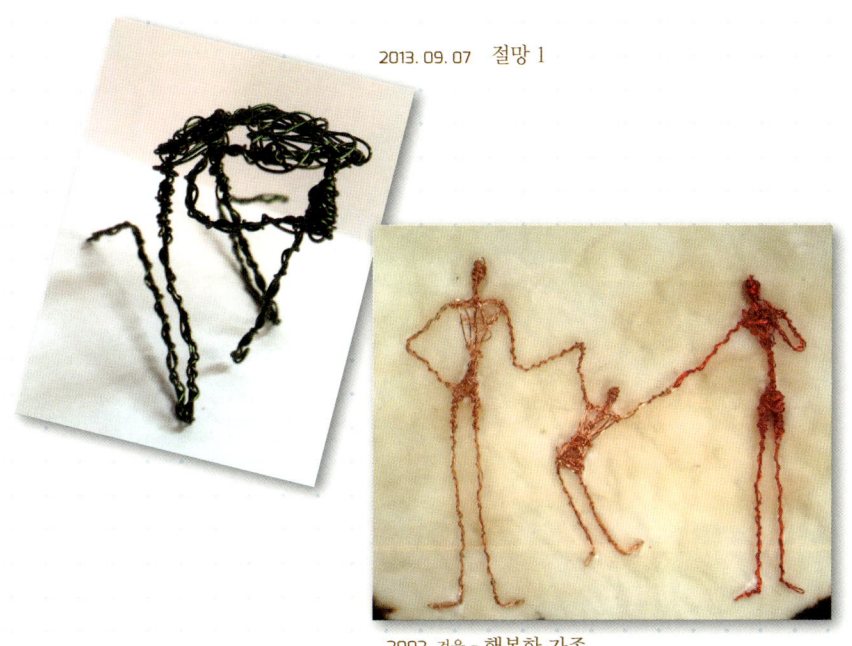

2013. 09. 07   절망 1

2002 겨울 - 행복한 가족

절망에서 ················
       ································· 희망으로

2013.

02. 어깨통증으로 근처 정형외과 진료 (평소 몸무게 65kg)
MRI 찍은 후 두 어깨 수술 권함

03.
02. 일산병원으로 다시 진료
수술 필요없이 약 복용 중

15. (오전) 심한 설사 증상
일산 복음 병원에서 장염 진단받았으나
확진을 위해 초음파 찍음
우연히 간에 큰 덩어리가 찍힘
큰 병원 가서 특진교수님께 진료받으라 소견서 써줌

(오후) 일산 백병원 특진교수님 진료날짜가 아닌 이유로 예약만 하고 돌아옴

18. 일산 백병원 입원 (* 노루궁뎅이 버섯 달인 물 먹기 시작)
담도암4기로 진단 (확진을 위해 조직검사 필요)

20. 퇴원 (약간의 체중감소)
오진이기를 바라며 타 병원에서 다시 진료받기로 함

21. 신촌 세브란스병원 진료 후 입원
(인터넷으로 민간요법, 식이요법 공부 중)
(* 항암효과에 좋다는 과일을 많이 먹기 시작함. 특히 즙을 내서 먹고
겨우살이 차, 노루궁뎅이 차를 물 대신 먹기 시작)
조직검사 후 원발성 담관암4기로 최종진단
항암치료는 치료목적이 아니라 생명 연장 의미이기 때문에 주사를 맞을지
보호자가 선택하라 함, 암 크기가 자라지 않고 그대로만 있어도 다행이라 함

03. 22. 오른쪽 갈비뼈에 엄지손가락 한마디 정도의 덩어리가 만져지며 아픔
(종양표지자 CA19-9, 440)

26. 퇴원. 항암 주사는 통원하며 외래로 맞기로 함 (온찜질 시작)
현미와 잡곡밥, 저염식 식이요법 시작. 온찜질 시작
육류는 닭 가슴살과 오리(껍질제거)와 연어 같은 생선으로 대체
항암 과일 꾸준히 섭취 (많은 섭취를 위해 즙을 내어 마심)
먹는 물과 밥물, 국에 쓰는 물은 모두 개똥쑥 물로 바꿈

04. 04. 세브란스 병원 입원 (항암 주사를 맞기 위해)
(* 첫 번째 항암 주사 후 기운이 없고 힘들어하기 시작)

06. 퇴원
계속되는 검사와 첫 번째 항암 주사로 4일간 음식을 거의 먹지 못함.
평소 65kg에서 60kg 으로 체중감소.
극심한 통증, 오심, 몸살 등의 증상으로 3~4일간 앓아누움
밥은 하루 종일 한 숟가락 정도 먹음 개똥쑥 물과 과일즙만 겨우 조금씩 먹음
* 항암치료 후회...

10. 조금씩 나아지기 시작
식사도 차츰 양이 늘어나고 있음
기침이나 하품 재채기를 할 때 옆구리의 극심한 통증
여전히 오른쪽 갈비뼈에 종양 덩어리가 만져짐

11. 차츰 회복되던 중, 두 번째 항암 주사 맞음 (체중 증가 시작)
이번엔 항암 부작용 증상 전혀 없음. 통증은 여전하나 조금씩 감소.
30. (종양표지자 CA19-9, 765)

05. **21.** 항암 치료 2주 2회 진행 후 한주 쉼
혈액검사 할 때마다 혈액 수치들이 좋아지고 있다 함
(종양표지자 CA19-9, 396)

06. **04.** 항암 치료 3차 후 CT촬영 (종양표지자 CA19-9, 188)
제일 큰 암 덩어리가 40% 이상 줄었고
765까지 가던 암 종양 수치가 188이라고 희망이 보인다고 하심
의사선생님께서 갸우뚱하며 상당히 고무적이라 표현

07. **02.** 항암 5차 시작 (종양표지자 CA19-9, 73.3)
오른쪽 갈비뼈에 종양 덩어리가 새끼손톱만 해짐
의사선생님께서 당황스러울 정도로 좋아져도 너무 많이 좋아졌다고 하심
체중도 점차 늘어서 68kg을 유지하고 있음을 더 좋게 평가

23. 항암6차 시작 (종양표지자 CA19-9, 34.5 / 극히정상)
의사선생님께서 놀란 표정으로
"정상이에요! 정상!
캬~ 솔직히 너무 당황스러워요~
이렇게 많이 좋아지나?
조직검사에서 암세포가 안 나왔으면
암이 아니라고 할 정도인데요~"
라고 하셨습니다.

30. 항암 6차 마지막
여전히 기본적인 혈액 수치는 좋음
의사 선생님께서 항암치료 4개월도 안돼서
암 수치가 정상이 된 건 이번이 처음이라 하셨습니다.

08. 08. CT 및 혈액검사 (몸무게 증가 70Kg)
오른쪽 갈비뼈에 엄지손가락 한마디 정도 되던 종양 덩어리가 만져지지 않음

13. 항암 7차 시작 (종양표지자 CA19-9 18.5 정상)
간에 전이된 제일 큰 암 크기가 또 2cm 줄어들었음
여전히 의사 선생님은 이번에도 의아해하심

20. 항암 7차 마지막
기본 혈액 수치가 좋음 (몸무게 70kg 유지)

09. 03. 항암 8차 시작 (종양표지자 CA19-9, 9.5 / 정상)
몸무게 70Kg 유지
이대로면 수술이 가능하다 하며, 수술의 의미는 완치의 개념이라고 하심

10. 항암 8차 마지막
항암 9차까지 하고 전체 검사 한 뒤
완치를 위한 수술 여부 결정하기로 함

24. 항암 9차 시작 (종양표지자 CA19-9, 6.2 / 정상)

10. 01. 항암 9차 마지막

15. (종양표지자 CA19-9, 4.5 / 정상)

24. CT 촬영 (주변 전이된 암이 흔적없이 사라짐)
의사선생님께서 같이 새로운 역사를 만들어봅시다 라고 하심

임상병리 LAB 결과

담도암 4기 진단
2013년 04월 30일

종양표지자 CA 19-9
765.0

BEFORE

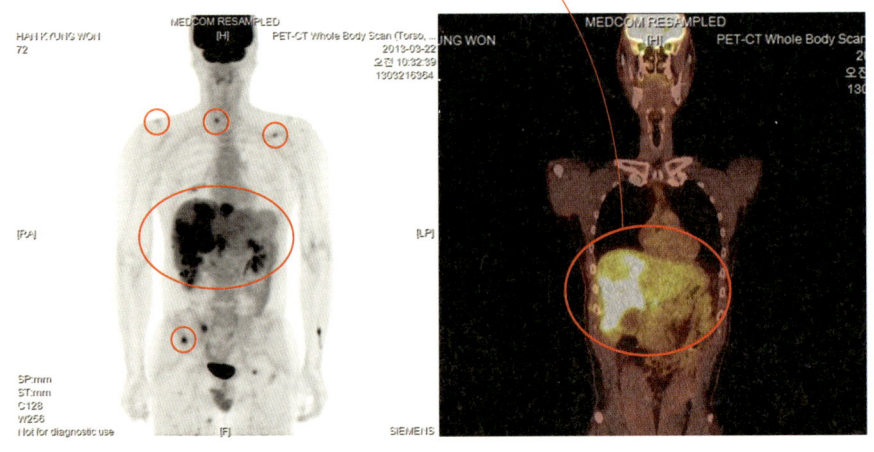

반짝이는 부분이 암 덩어리라 하네요.

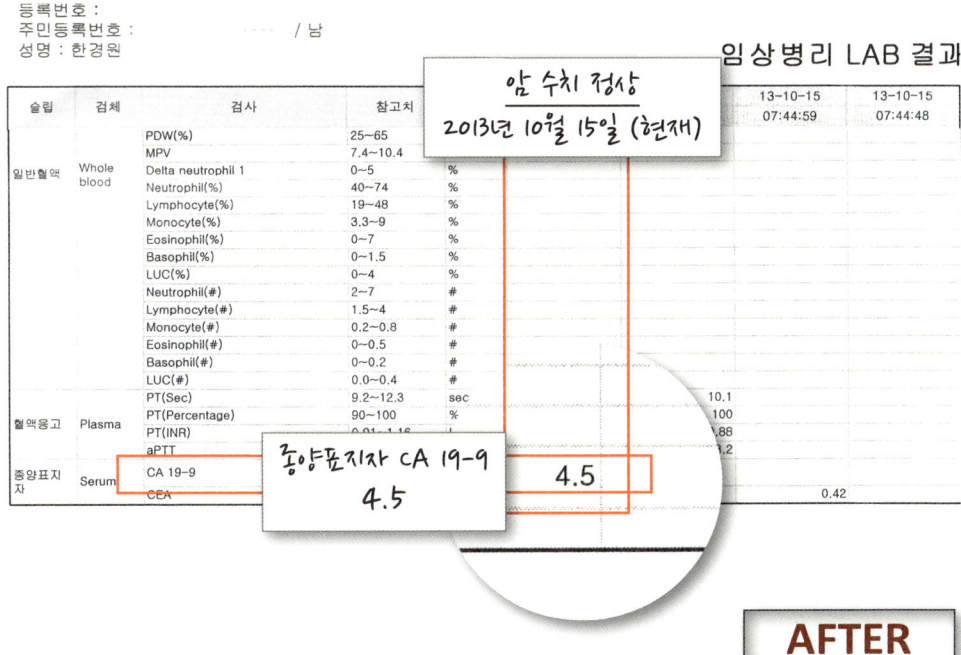

AFTER

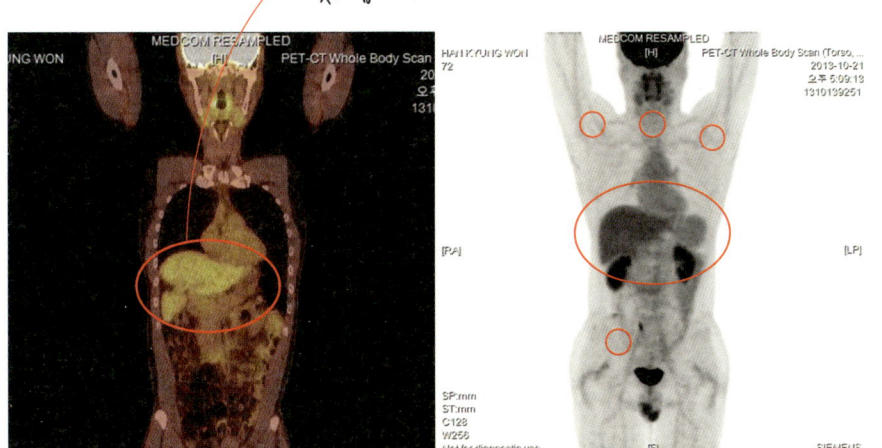

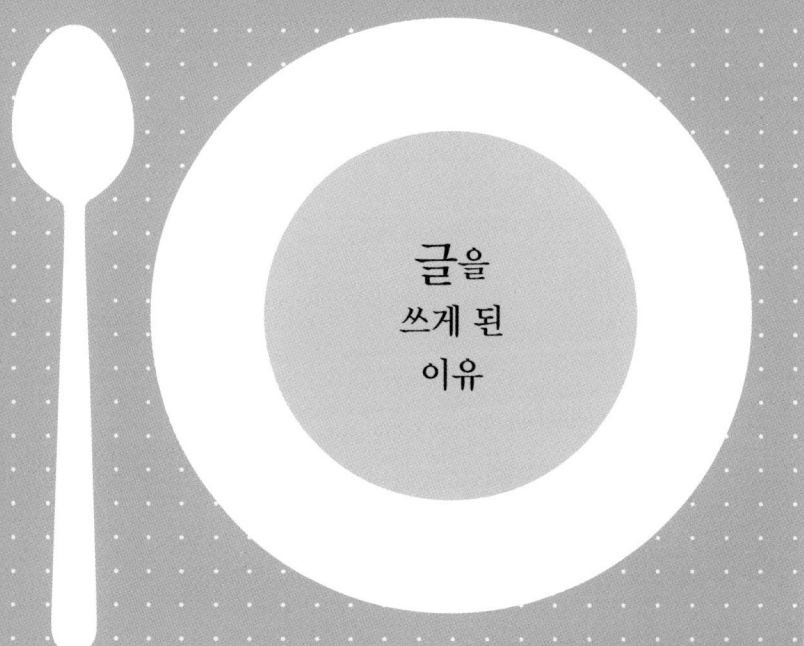

글을
쓰게 된
이유

글을 쓰게 된 이유

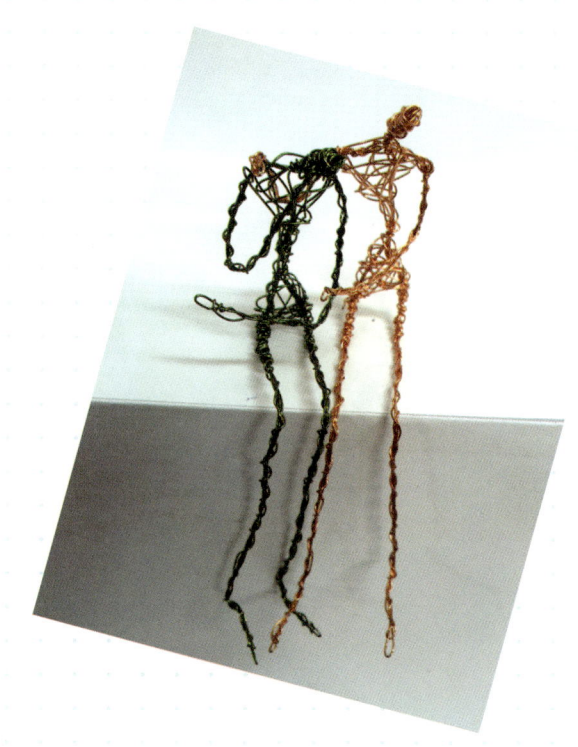

2013. 09. 위로

간절히 ....

　　필요로 하는 ....

　　　　그 누군가를 위하여 ....

이 음식이...
"100% 암을 고칩니다"가 아닙니다.
암환자를 위한 요리나 음식에 관하여 과학적인 통계를 바탕으로 예쁘고 멋있는 책들이 너무도 많습니다.

그런 좋은 책들에 비하면
이 책은 그저 볼품없이 초라하고 허접할지 모릅니다.

하지만...
내가 절망에서 경험한 나름의 식이요법이
어쩌면 다른 환자들이나 매일 환자식을 걱정하는 보호자에게
미흡하게나마 도움이 되지 않을까 해서

이 책을
용기 내어 빼꼼~ 내밀어 봅니다.

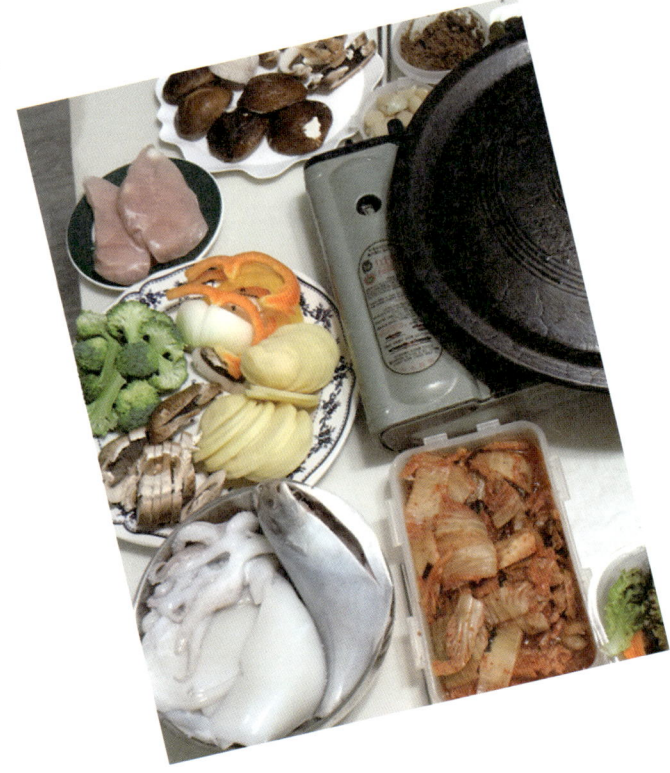

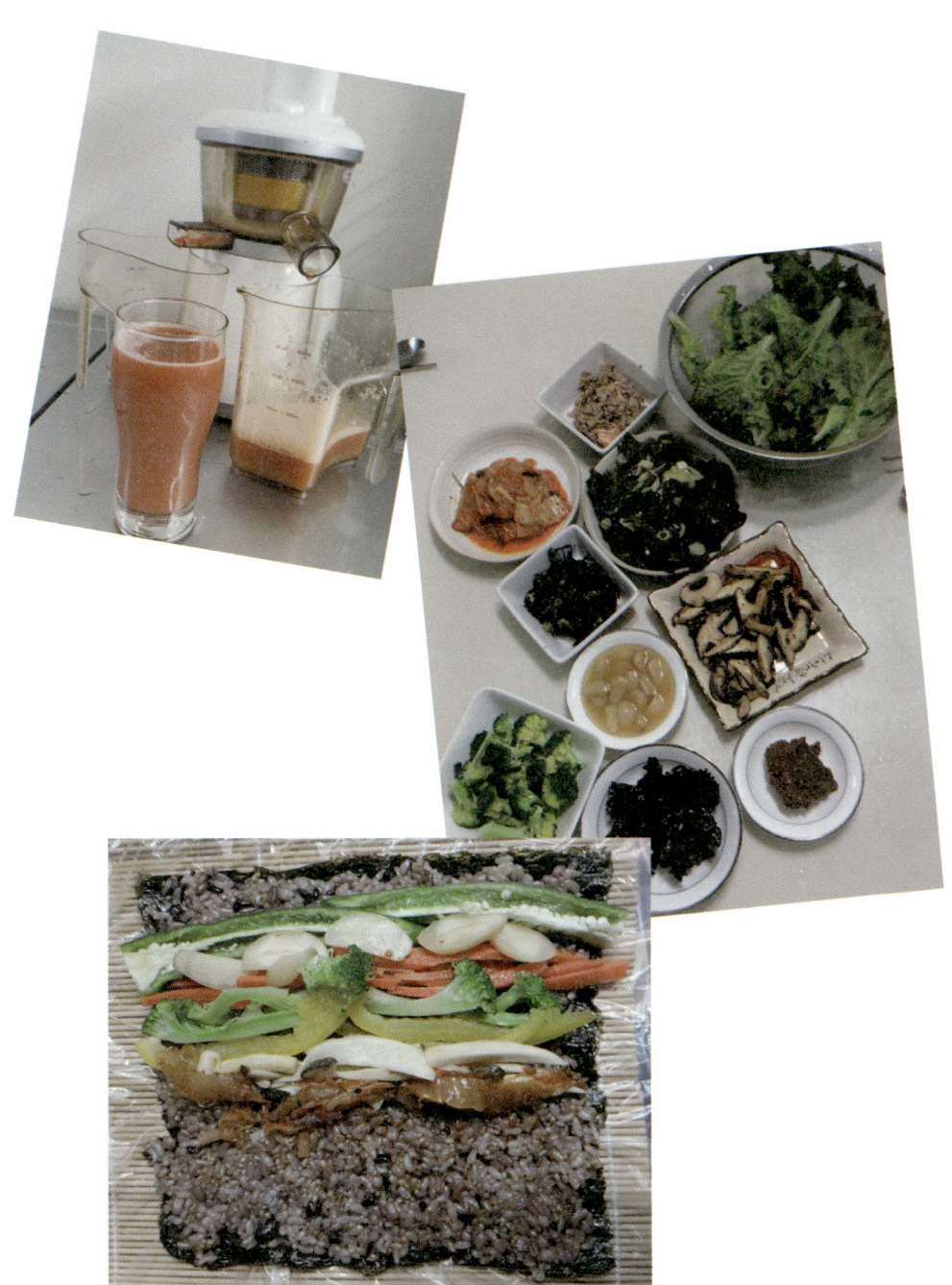

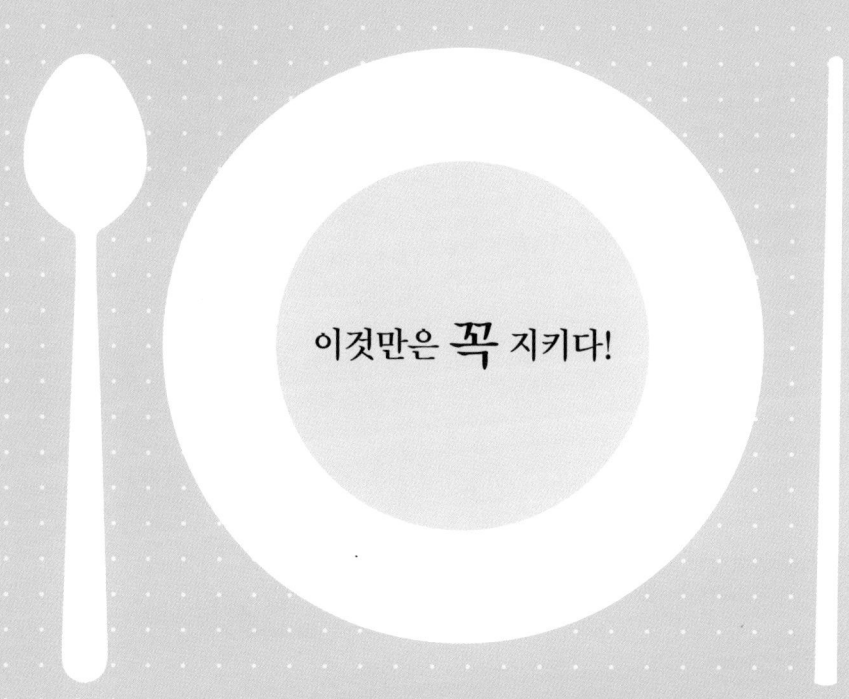
이것만은 꼭 지키다!

이것만은 꼭 지키다!

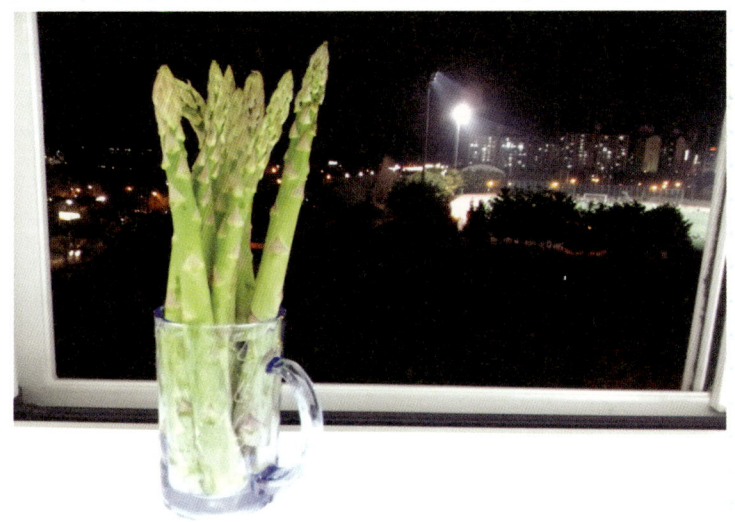

2013. 04. 13. 창밖 야경

① 밥 바꾸기
② 물 바꾸기
③ 소금사용 안 하기
④ 소, 돼지고기 대신 닭가슴살, 오리, 생선, 해물로 대체
⑤ 항암효과가 있는 채소 과일 먹기
⑥ 따뜻한 차 즐기기
⑦ 온찜질 하기

♣ 제일 중요한 것은 무염식이 아닌 저염식을 하세요.
    갑자기 식이요법을 한다고
    환자에게 간도 없는 맛없는 완전한 무염식을 하지 마세요.
    소금의 양은 적으면 적을수록 좋답니다.
    그러나 평소보다 서서히 조금씩 줄여나가세요.
    본문에 소금대용으로 쓸 수 있는 것이
    어떤 것이 있는지 적어놨답니다.

♣ 환자의 가족들도 환자와 똑같은 것을 드세요.
    환자식을 별도로 준비하지 마세요.
    환자와 같은 반찬을 먹어야 좀 더 먹을만하게
    맛있게 연구를 하게 된답니다.
    가족들은 짭짤하게 가지각색을 다양하게도 먹는데
    입맛도 없는 환자에게
    맛도 없는 저염식 무염식을 주고 먹으라 하면
    환자가 매우 힘들겠지요?
    같이 고생하고 함께 한다는 걸 보여주면
    환자가 이겨나가는 데 도움이 되지 않을까 합니다.

♣ 식사가 지루하지 않게
    기본 반찬 + 단백질 보충을 위한 반찬을 적어도 한 가지씩
    환자는 살이 빠지면 안 됩니다.
    특히 항암치료 중이라면 더더욱 살을 찌우세요.
    환자와 노인과 어린아이는 음식을 한번 권하면 한번 먹게 되고
    열 번을 권하면 열 번을 먹게 되겠지요.
    식간을 이용해서 사이사이에 연속 과일이나 과일 채소 녹즙과
    따끈한 다양한 차를 준비해서 드리세요.

♣ 하루에 세 번 식사 후 바로 꼭 몸무게를 재세요.
　　　전보다 빠졌다면 식간에 주전부리나 간식을 더 권하세요.
　　　몸무게가 조금이라도 올라갔다면 크게 기뻐해 주세요.
　　　나을 수 있다는 희망을 환자의 맘에 자꾸 심어주세요.

　　　　　　　　자~~ 그럼...
　　　　　　　뻔한 음식 소개합니다.

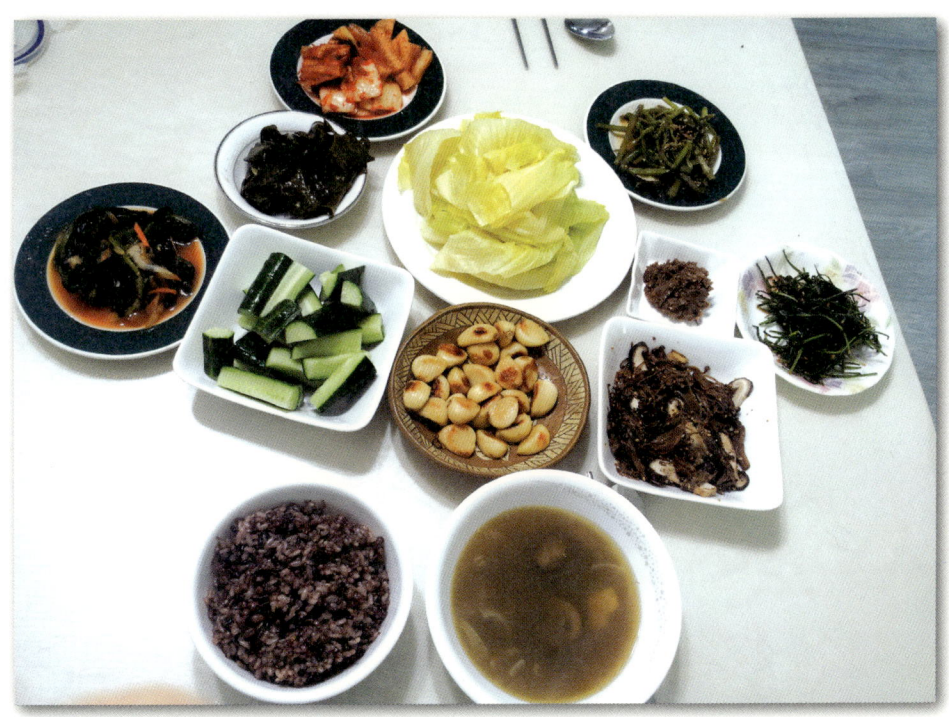

밥

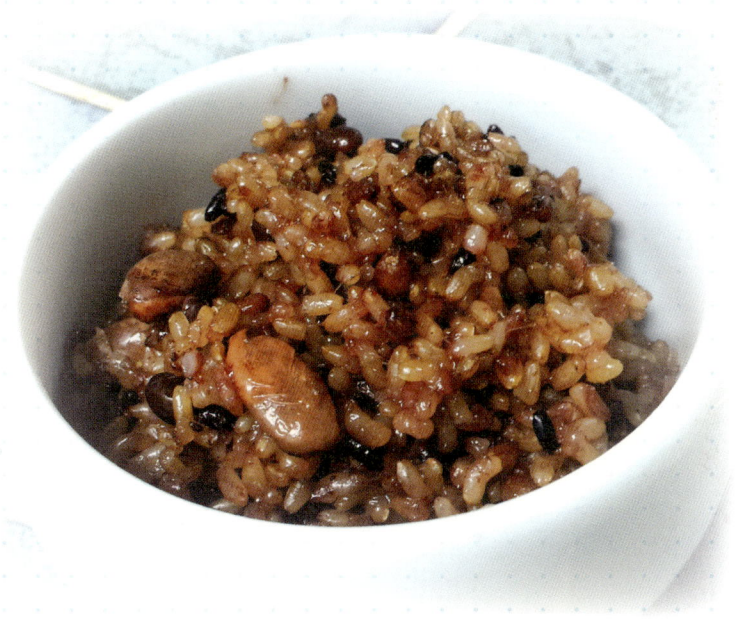

최대한 빨리 바꾸세요.

내일이 아니라

지금 당장입니다.

현미 잡곡밥

Ingredients
- 현미, 차조, 수수, 율무, 찰보리, 검정 쌀
- 다양한 콩

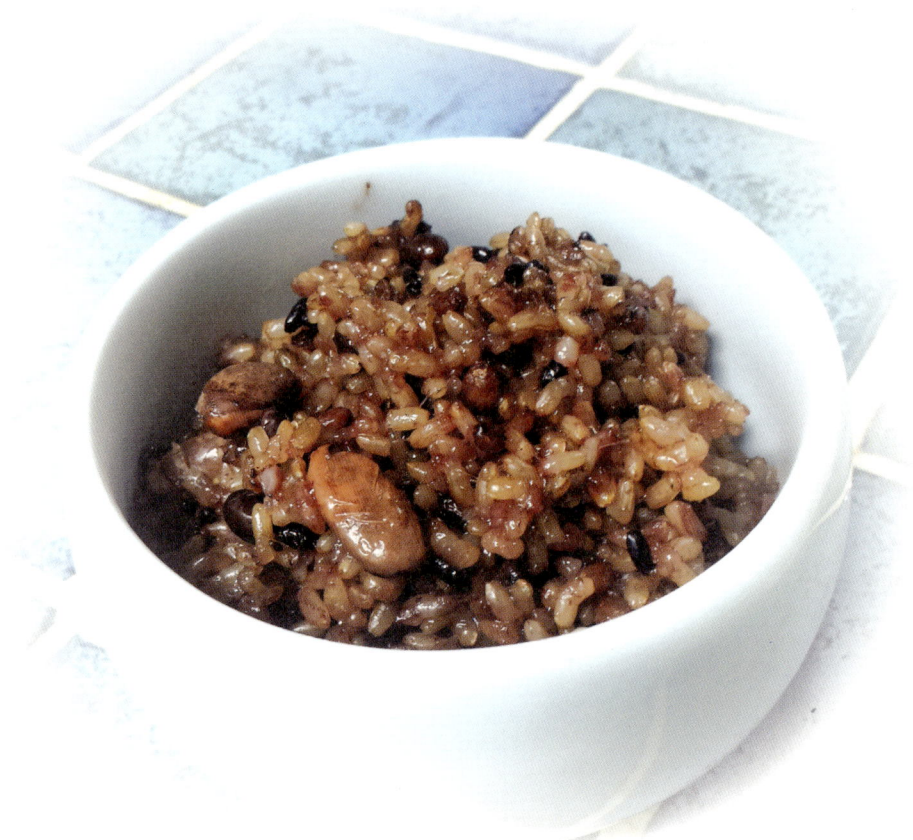

TIP **** 밥을 할 때 물은 개똥쑥 끓인 물로 맞춥니다. (뒤편에 개똥쑥 끓이는 방법이 나와요.)

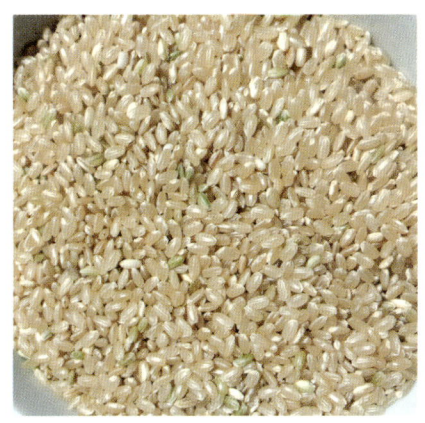
354kcal / 100g

현미

현미는 자연살해 세포를 활성화하고 쌀겨에 들어있는 아라비녹실란과 피틴산은 암세포의 이상 증식을 억제해줍니다.

현미에 함유된 소화가 잘되지 않는 식물성 섬유는 변의 양을 많게 만들어주고 장벽을 자극하여 장의 연동운동을 도와주기 때문에 변비 예방에 효과가 있습니다. 또한, 변이 장내에 머무는 시간을 줄여주기 때문에 유해물질이 흡수되는 것을 막아 치질 개선 및 대장암 예방에도 도움이 됩니다.

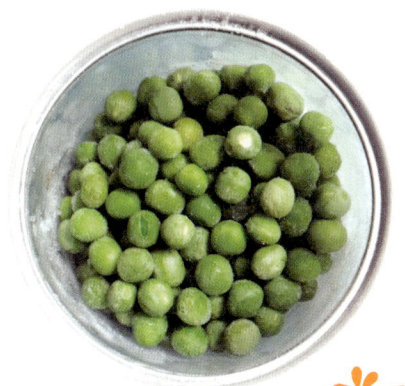
120kcal / 100g

완두콩

대표적인 것으로는 항암효과를 들 수 있습니다.
완두콩에 함유된 게니스틴이라는 성분이 암세포의 증식을 억제하고 유해 발암물질이 체내에 쌓이는 것을 막아주는 효능이 있습니다.

*TIP
****
밥할 때 다양한 콩을 번갈아가며 또는 모두 섞어서 넣어도 좋답니다.

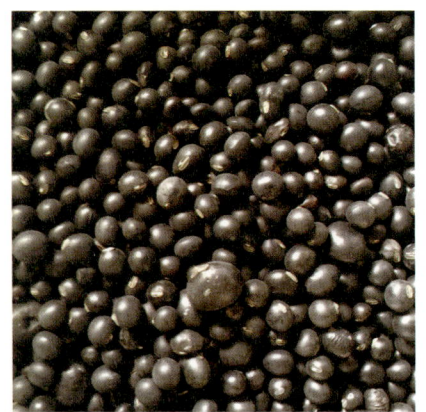

500kcal / 100g

검정콩

쥐눈이콩, 약콩이라고도 하는 작은 콩입니다.

검정콩에 함유된 안토시아닌 성분은 베타카로틴의 흡수를 도와주어 암을 잡는데도 효능을 지니고 있답니다.
암세포가 체 내에 흡착되는 일을 막아주며 암세포의 증식을 막아주니 항암효과에 좋답니다.

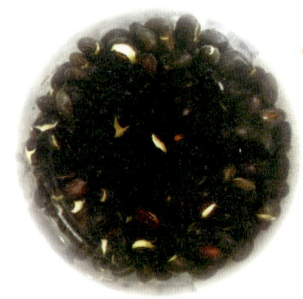

*TIP ****
물에 미리 불려 냉장고에 넣어놓고 밥할 때마다 조금씩 꺼내서 쓰면 좋답니다.

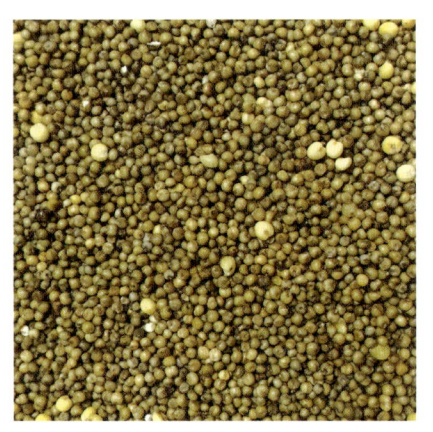

363kcal / 100g

차조

여러 가지 효능이 있지만, 그중에 위암 세포와 결장암 세포의 성장을 저해하며 세포의 유전자 손상을 억제하며 암을 예방한답니다.

수수

프로안토시아니틴 이라는 성분이 방광의 면역력을 높여준답니다.
타닌과 페놀 성분이 항암효과가 있으며 따뜻한 성질이기에 위장을 보호하고 소화촉진과 설사에 도움을 준답니다.

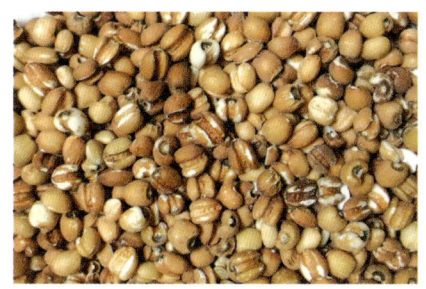

율무

천식에 아주 좋습니다.
또한 위궤양이 있는 경우에도 율무의 효능이 제대로인데요. 꾸준히 섭취해주면 개선이 됩니다.

율무에는 콘시롤라이드 성분이 풍부해 암의 활동을 억제하고 항암효과가 뛰어나 암을 예방해줍니다.

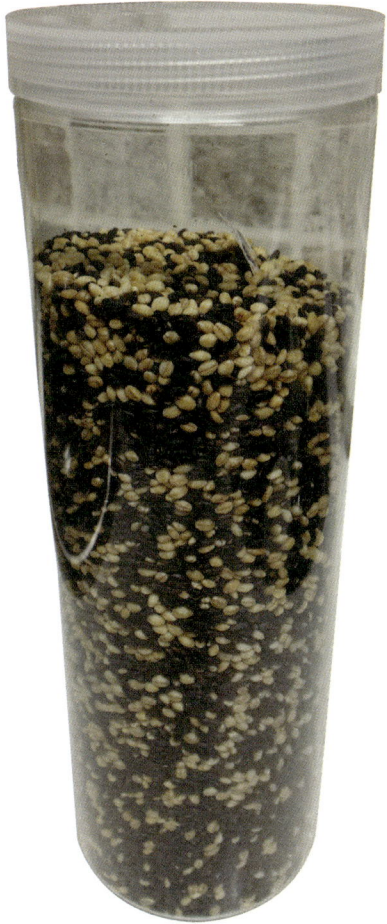

찰보리

찰보리에는 베타글루칸이 들어있는데 다당류의 일종으로 면역증강 작용을 가지고 있습니다.
효모의 세포벽, 버섯류, 곡류 등에 존재하고 있고 정상 세포의 면역기능을 활성화해 암세포의 증식과 재발을 억제하며 혈당과 혈중 콜레스테롤을 감소시키고 지질대사를 개선하여 체지방 형성과 축적을 억제합니다.

검정 쌀(흑미)

특히 안토시아닌 항산화 작용은 암세포를 예방해 준다고 널리 알려졌습니다.
흑미에 함유된 칼륨 성분이 나트륨의 배출을 촉진해주며 간 기능을 활성화해 간 기능 강화에 도움을 주기 때문에 간 기능이 좋지 않아 고생하시는 분들은 흑미를 꼭 넣어 드세요.

**
모두 섞어놓았어요.

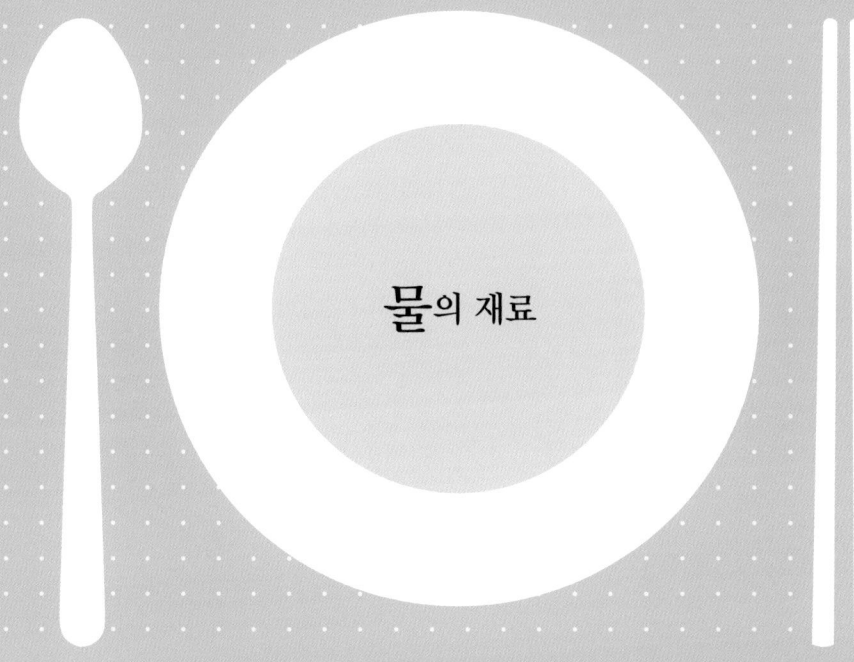

물의 재료

물의 재료

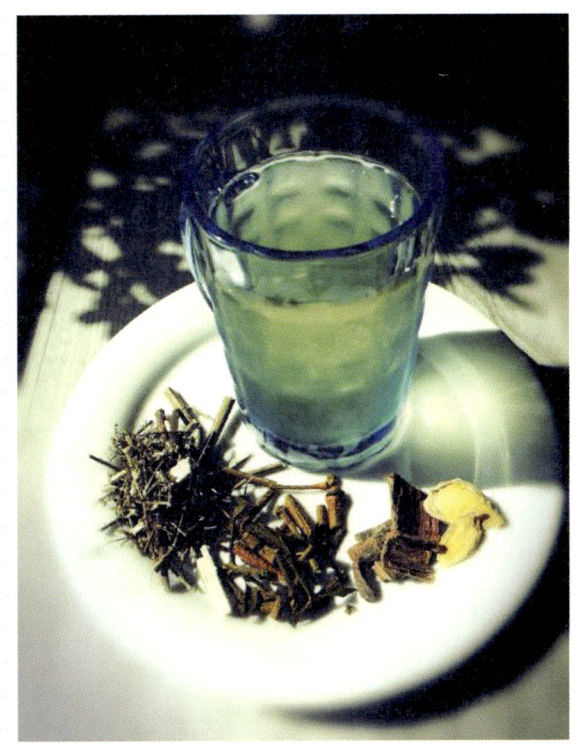

환자의 온몸을 돌아다닐 아주 중요한 물입니다.
물 대신 차 대신 온종일 따뜻하게
자주자주 많이 드셔야 합니다.

미역귀 삶은 물

Ingredients
- 미역귀

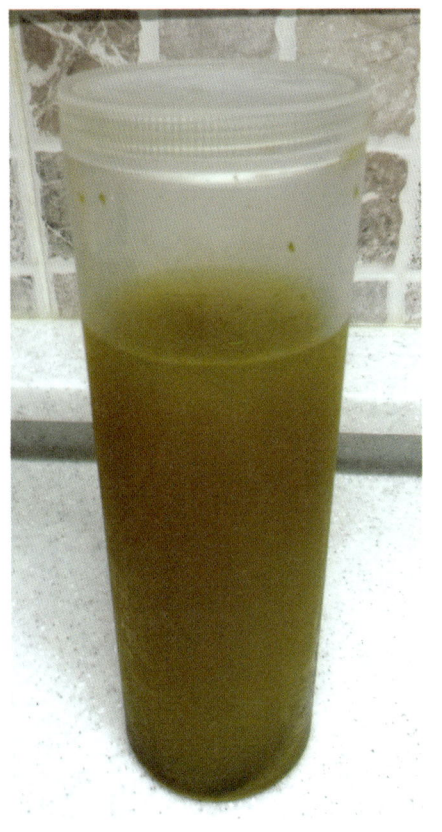

미역귀에 들어있는 대표적인 물질인 후코이단 성분은 암세포를 자살시키는 항암효과가 있다고 합니다.

만드는 법

① 냄비에 미역귀를 손으로 적당한 크기로 조각내어 넣습니다.

② 두어 번 물로 헹궈 버린 후 물을 자작하게 부어 10분 정도 불립니다.

③ 불린 미역귀를 위아래 한번 뒤집어 준 다음 센 불에 끓인답니다.

④ 오래 끓이지 마시고 끓기 시작하면 바로 불을 끄고, 위아래 두 번 정도 뒤적인 후 다른 그릇에 미역귀 삶은 물을 따라놓고 식힌 다음에 적당한 용기에 담아 냉장 보관합니다.

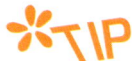 **** 미역귀 삶은 물은 국이나 볶음에 간을 맞추는 대용으로도 쓰고, 국에는 항상 물 대신 개똥쑥 물과 함께 미역귀 삶은 물만을 넣는답니다.

미역귀 말린 것

****
색이 진하고 윤기가 나며 깨끗한 것을 고릅니다.
잘게 조각나지 않은 덩어리로 파는 것을 고르세요.

160kcal / 100g

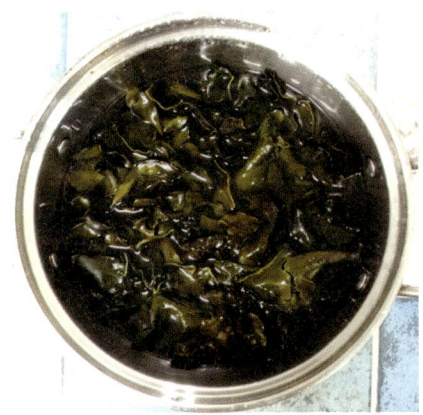

****
미역귀 삶은 물을 뺀 미역귀는 무쳐서 반찬으로 먹습니다.
무치는 방법은 뒤쪽 반찬 소개에 나온답니다.

개똥쑥물

Ingredients

- 개똥쑥 말린 것 (70%), 겨우살이 (20%), 울금 + 느릅나무 + 계피 (10%)

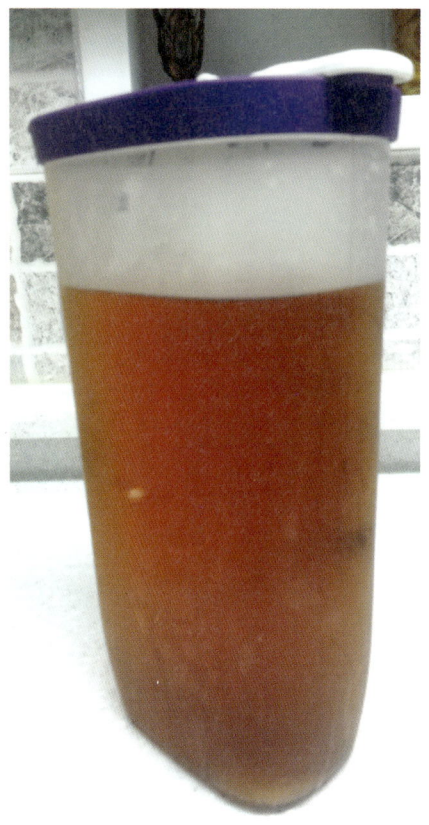

먹는 물, 밥물과 국을 끓일 때 모두
물 대신 넣습니다.
차로도 따뜻하게 자주자주 마신답니다.

만드는 법

① 계피와 느릅 나무는 껍질 부분을
   손으로 살짝 문질러 닦아주시고
   나머지는 물에 두어 번 헹궈냅니다.

② 센 불에 끓기 시작하면
   불을 약하게 줄이고
   5~10분정도 더 끓이시면 된답니다.
   * 재탕, 3탕까지 하셔도 되고요.
     3탕은 주로 국이나 밥을 할 때 쓰는데
     그냥 1, 2, 3탕 모두 섞으셔도 된답니다.

 **** 너무 진하게 끓이지 마세요. 환자에겐 간에 무리가 갈 수 있으니 보리차 마냥 흐리게 끓이세요. 뜨거울 때 플라스틱 용기에 담으시면 안 된답니다. 꼭 식혀서 담은 후 냉장고 보관하세요. 유리병에 보관하시면 더 좋겠지요.

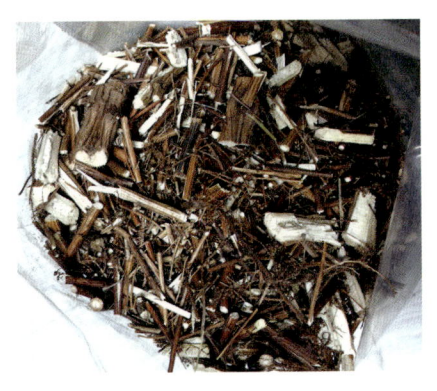

개똥쑥

개똥쑥에 들어있는 아르테미신이라는 물질이 암세포만 골라 죽인답니다.
기존 항암제보다 1,200배나 강한 효능을 갖고 있어서 자연이 만든 천연 항암제라고도 하며 체력개선과 면역력 강화에도 효과가 크답니다.

****
가느다란 잔가지에 좁쌀처럼 씨앗이 달린 것이 좋답니다. 시중에 청호라고 완전 초록색 개똥쑥이 있는데 향과 맛이 진해서 먹기 힘들답니다. 갈색빛이 나는 것을 고르세요. 그리고 최근 TV에서 개똥쑥에 대한 논란이 있는데요. 남편은 매일같이 밥 물로도 차로도 모든 국에 넣어 수시로 먹었는데도 암 수치는 떨어지고 간 수치는 모두 정상이었답니다.

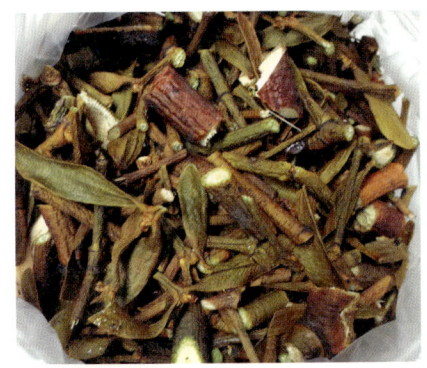

겨우살이

겨우살이의 렉틴 이라는 성분은 체내의 유해물질과 싸우는 T림파구 증식에 중요한 역할을 하고, 비스코톡신은 암세포를 분해하고 면역 체계를 촉진하며 T림파구와 백혈구의 활동을 증진합니다.

펩타이드는 항종양효과와 면역력 조절을 하며 다당류는 자연살해 세포를 활성화하고 렉틴의 면역 활성 작용을 상승시켜주며 알칼로이드는 다양한 종양 세포에 강력한 독성을 발휘합니다.

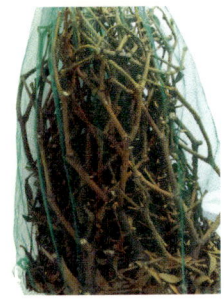

****
겨우살이 중국산과 구별 하기위해 조각난 것보다 나무에서 채취한 모양 그대로를 사세요.
동그란 열매도 달려있답니다.

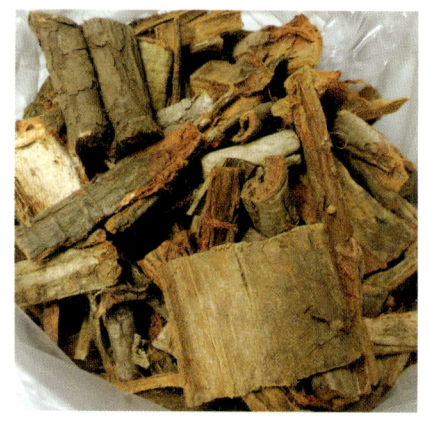

느릅나무

신체 내외의 염증이나 종기를 가라앉게 하며 출혈을 멈추게 합니다.
위궤양이나 십이지장 궤양, 소장 궤양 등 여러 궤양에 뛰어난 효과가 있으며 위암이나 직장암 치료에도 쓰이며 오래 먹어도 부작용이 없답니다.
이뇨작용과 스티그마스테롤은 암을 억제하는 효과가 있습니다.

***
친정어머니께서 시골에 사셨을 때 마을에 당뇨로 다리를 절단해야 할 위기에 놓인 어르신이 이 느릅나무 달인 물을 드시고 다리를 절단하지 않았다는 이야기를 해주셨답니다.

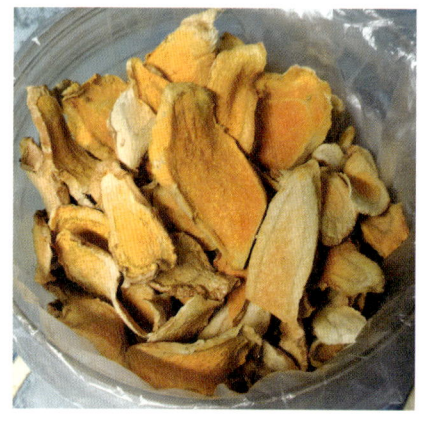

울금

항암효과가 뛰어난 커큐민이라는 성분이 각종 암을 예방하고 치료합니다.
울금은 담즙분비가 잘되도록 도와주며 담낭 결석을 치료하는 데 효과가 있고 변비 해소와 간세포의 재생을 촉진하고 해독작용을 합니다.

***
TV에서 몸이 많이 쇠약해지신 60대 남자분이 우연히 울금을 먹고 건강을 찾으셔서 자식 대까지 울금 농사를 짓게 했다는 것을 본 기억이 난답니다. 그분은 울금이 우리 몸에 무척 좋다는 것을 대부분 사람들이 모르는 것이 안타까웠다는 이야기를 들은 기억이 났답니다.

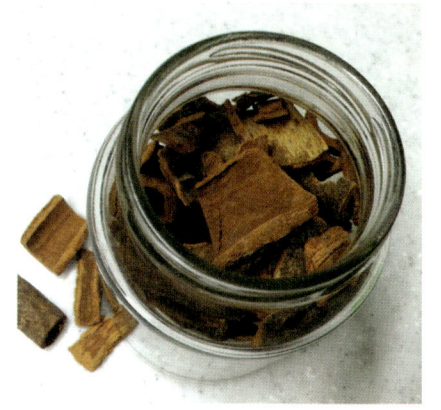

계피

몸을 따뜻하게 하며 열을 내려주고 코감기에 효과가 있으며 소화가 잘되게 하며 식욕을 돋우게 해주고 피가 원활히 순환되게 한답니다.
구토를 없애주고 설사를 멈추게 하는 효과와 배를 따뜻하게 해줘서 복통 및 사지 마비를 치료합니다.
관절염 등 통증 완화, 세균을 살균하는 항생제 역할을 한답니다.

****
항암 치료를 하면서 부작용 중에 구토 증상과 식욕부진이 있어 예방 차원에서 계피를 넣었답니다.
향 또한 은은하니 좋아했기 때문에 더 먹기 좋았답니다.

대부분 선택한 재료들이 소화기 계통과 전신에 효과가 있는 약재들이랍니다.
느릅나무의 염증, 출혈, 위궤양, 십이지장 궤양, 소장 궤양, 위암, 직장암 등 암을 억제하며 울금도 특히나 담즙분비가 잘되게 도와주고 담낭결석을 치료하며 간세포 재생을 도와준다니 저의 남편과 같이 담관 주변 장기를 비롯해 전신으로 암이 전이된 담관암 말기증상에 아주 탁월한 선택이지 싶습니다.
또, 항암 주사를 맞을 때 백혈구의 수치는 무척 중요하답니다. 백혈구의 수치가 너무 적으면 항암 주사를 맞지 못하기도 하지요. 그런데 대표적으로 겨우살이에는 백혈구의 활동을 증진하게 한다니 얼마나 좋은 약재인지 모릅니다.

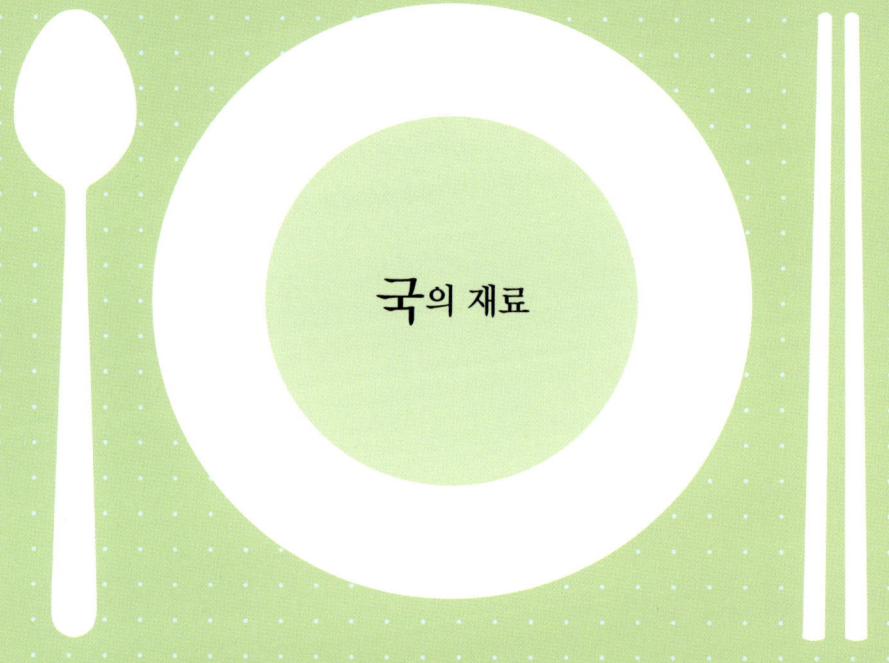

국의 재료

국의 재료

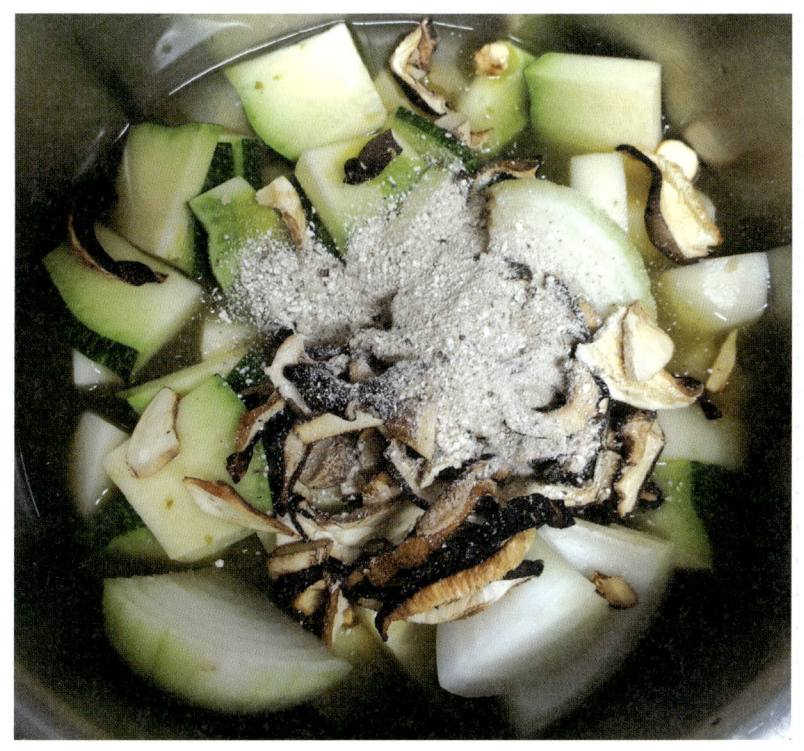

국은
환자에겐 빠져서는 안 될 모든 영양 성분을 많이 얻을 수 있는
보약과도 같습니다.
재료를 다양하게 한꺼번에 넣어서 약을 달이듯 푹 끓였답니다.

국에 공통으로 꼭 넣는 재료

Ingredients

- 다진 마늘, 양파, 말린 표고버섯, 버섯가루, 된장
- 미역귀 삶은 물, 개똥쑥 끓인 물

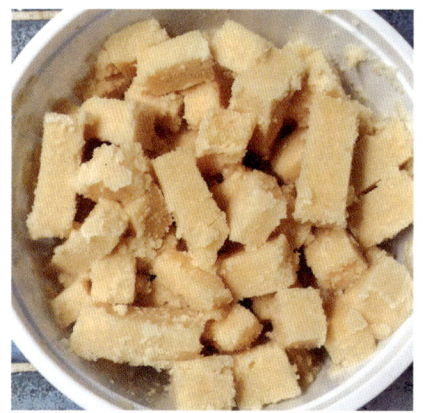

120kcal / 100g

마늘

보통 국에 마늘을 넣을 때는 밥숟가락으로 한 수저 반을 넣었답니다.

***
항상 친정부모님은 시골에서 갖고 오신 그 많은 마늘을 자식 3남매에게 주시느라 두 분이 몇 날을 손수 껍질을 벗기시고 믹서로 갈아서 냉동시켜 주신답니다. 두 분의 양손은 허물이 모두 벗겨지셔서 한참을 고생하신 기억이 납니다. 매번 주신 다진 마늘을 먹을 때마다 죄송하고 감사합니다.

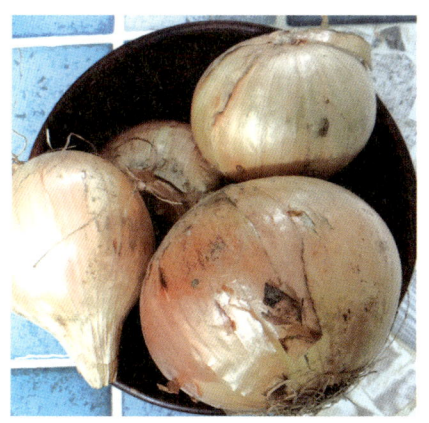

35kcal / 100g

양파

국에 양파 큰 거 반쪽을 넣는답니다.

***
오것도 시골 이모님이 직접 농사지어서 보내주신 양파 랍니다.

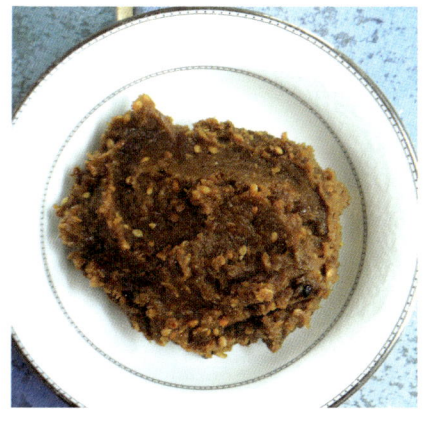

161kcal / 100g

된장

저염 된장입니다.
친정어머님께서 직접 만드신 된장에 여러 가지 채소나 과일 등을 넣어 양념한 된장이 랍니다.

* 저염 된장 만드는 방법은 뒤편에 자세히 나옵니다.

***
된장, 고추장 담그는 방법을 친정부모님께 배워야 할 텐데요. ㅠㅠ

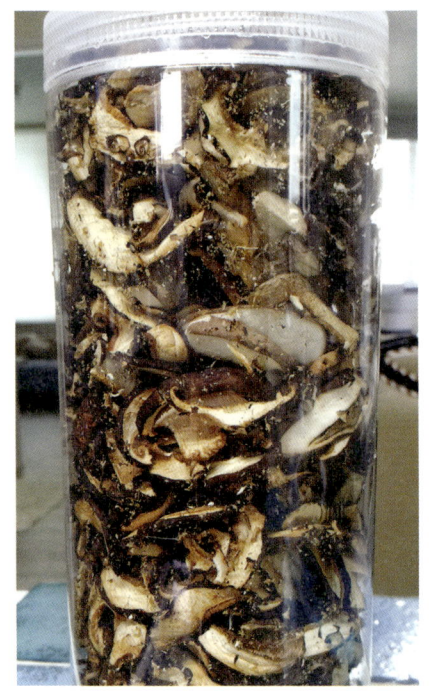

38kcal / 100g

표고버섯

육류로부터 얻을 수 있는 단백질과 채소류에서 얻을 수 있는 비타민 그리고 무기질이 많이 들었답니다.

특히 항암에 좋은 레티닌 성분이 풍부하고 췌장에서 인슐린 분비가 원활하게 이루어지게 도와준답니다.

***
지인의 표고버섯 농장에서 직접 사서 깨끗하게 씻어 말려놓고 국에 한 움큼 넣는답니다.

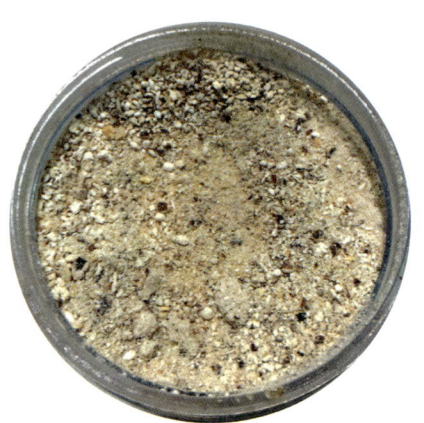

버섯가루

말린 표고버섯을 믹서기에 곱게 갈아서 국에 두 숟가락 정도 넣습니다.

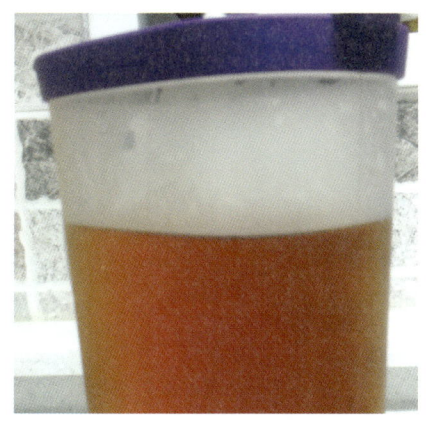

개똥쑥 끓인 물

개똥쑥, 겨우살이, 울금, 느릅나무, 계피

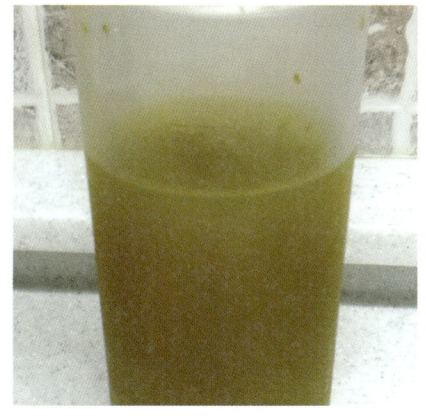

미역귀 삶은 물

****
미역귀의 짭짤한 맛이 우러나와 국의 간을 맞추기에 좋기도 하지만 끈적이는 물질이 암을 자살시킨다 하니 꼭 먹어야겠지요.

기본양념들

기본양념들

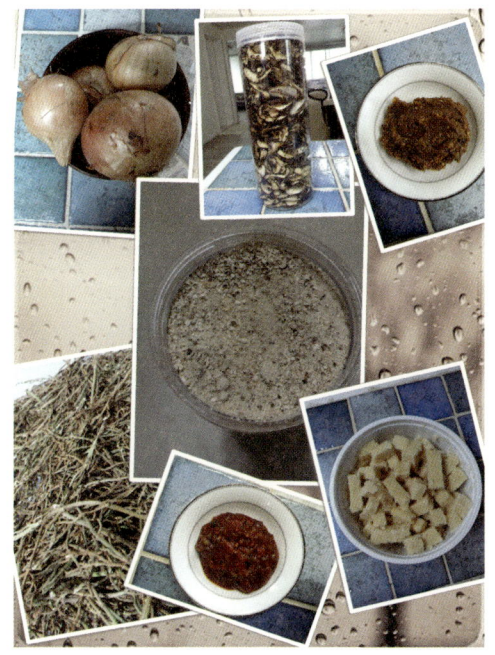

소금은 절대
　　사용하지 마세요.
　　　　소금 대신 쓸 수 있는 재료를 알려드립니다.

저염 된장, 고추장 만들기

Ingredients

- 사과와 같은 단맛이 나는 과일 다진 것
- 다진 마늘, 다진 양파, 깨
- 울금 가루, 들깻가루, 표고버섯가루, 함초가루

 ****
울금 가루는 조금만 준비하세요. 많이 넣으면 쓴맛이 강해요.
그리고 저염 된장, 고추장을 너무 많이 만들어 놓고 오랫동안 놔두면 맛이 변할 우려가 있어서 이틀이나 삼일 정도 먹을 만큼만 그때그때 만들어 놓는답니다.

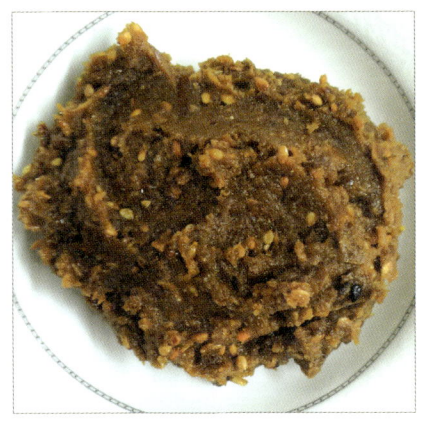

161kcal / 100g

된장

항암효과 탁월하여 열을 가해도 항암효과가 없어지지 않으며 무독성 페니실린을 먹는 것과 같습니다.

소화가 잘되고 간 해독에 도움을 주어 아침에 된장을 먹으면 몸 안의 불순물과 독소를 제거합니다.

섬유질이 풍부해 변비 개선에 좋으며 레시틴은 뇌 기능을 향상하며 사포닌 성분은 노화방지와 치매 예방에 좋습니다.

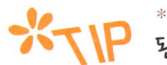 ****
된장국으로도 또 쌈에도 자주 많이 드세요.

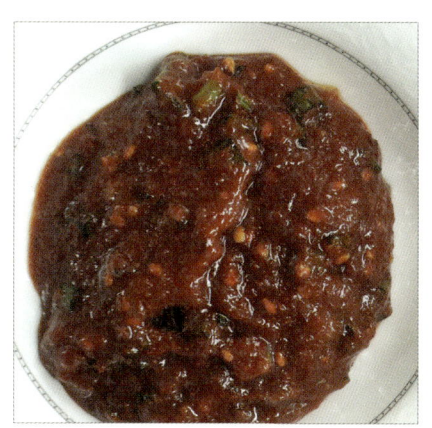

213kcal / 100g

고추장

소화촉진을 하며 캡사이신 성분이 체지방 감소를 시킵니다.

초고추장

현미 식초나 직접 만든 식초를 넣으면 더 좋답니다.

****
초고추장에는 참기름이나 들기름은 넣지 않아요.
된장 고추장에 넣는 과일은 잘게 다져서 넣어도 좋지만 주서기에 과일즙을 짜고 남은 건더기를 넣으셔도 좋답니다. 특히 사과나 키위가 좋더라고요.

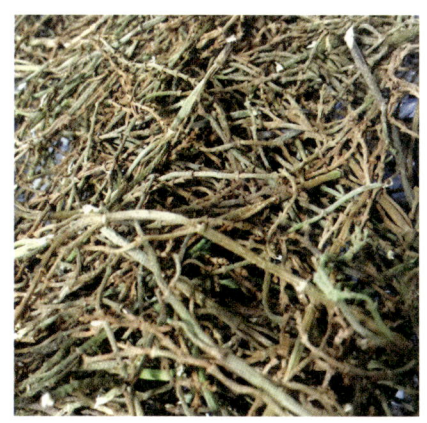

94kcal / 100g

함초

함초를 말려서 가루로 만들면 소금대용으로 좋답니다.

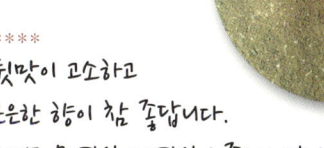

****
뒷맛이 고소하고
은은한 향이 참 좋답니다.
그래도 무염식 저염식이 좋으니 많이 쓰지는 마세요.

들깻가루

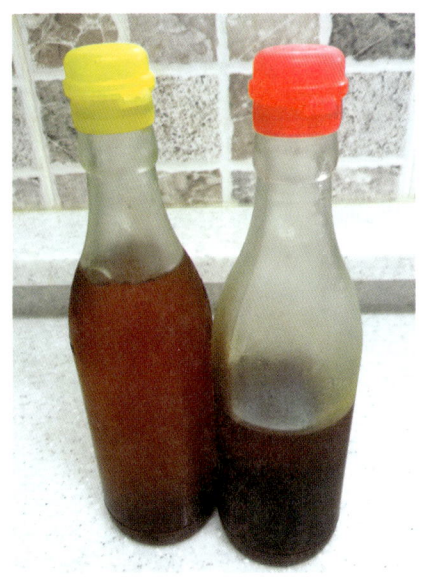

540kcal / 100g

*TIP

****
나물 무침이나 국에 넣어도 좋고요.
특히 버섯 등의 볶음 음식에 넣으면 고소하네요.

참기름, 들기름

일반인에게도 좋지만, 암환자에게 특히 좋답니다.
식용유는 절대 쓰지 마세요.
포도씨유나 카놀라유를 가끔 쓰지만 저는 참기름 들기름을 주로 쓴답니다.

884kcal / 100g

***
노란 뚜껑은 들기름이고요.
빨간 뚜껑은 참기름이네요.
친정 부모님이 시골 깨를 갖고 가셔서 직접 짜서 오시는데 항상 오랜 시간을 기다리셨다가 갖고 오신답니다.
제 아들이 이 정성으로 컸네요~
이젠... 아픈 사위 먹이려고 또 정성을 쏟으십니다.

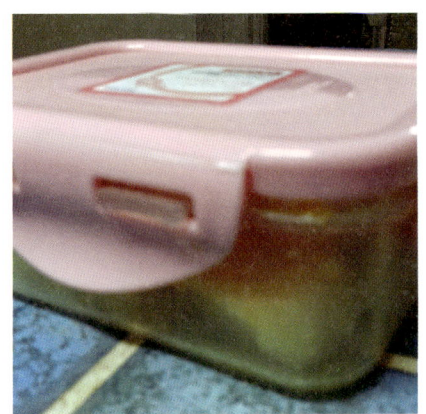

120kcal / 100g

마늘

암세포 증식을 억제하는 항암효과가 있어 생마늘을 먹는 것이 좋다지만,
속이 아리고 먹기 힘들 때는 구워서 먹으면 된답니다.

*TIP

****
저는 통마늘을 들기름에 약한 불로 구웠고, 마늘을 다 쪄서 열러 조각내어 냉동실에 보관하고 며칠 먹을 만큼 작은 그릇에 담아 냉장실에 넣어두면 적당히 녹아있어서 음식 만들 때 쓰기 편했답니다.

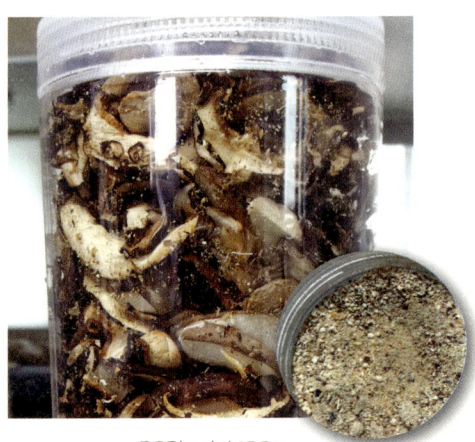

282kcal / 100g

표고버섯

*TIP

****
표고버섯을 주로 많이 먹지만 다양한 버섯을 번갈아 가며도 먹는답니다.

이밖에 참깨와 고춧가루, 후추(통후추를 직접 갈아서 쏜답니다), 파 등등을 잘 버무려주면 됩니다. 저염된장, 저염고추장이 다른 것이 아니라 각종 재료를 잘 섞어서 염도를 떨어뜨리면 바로 그것이 저염된장, 저염고추장이랍니다.

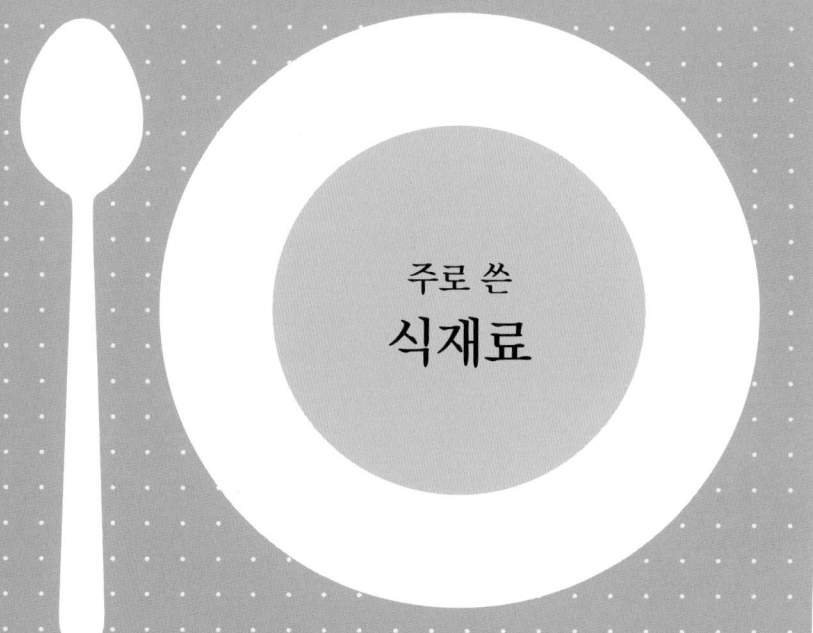

주로 쓴
식재료

주로 쓴 식재료

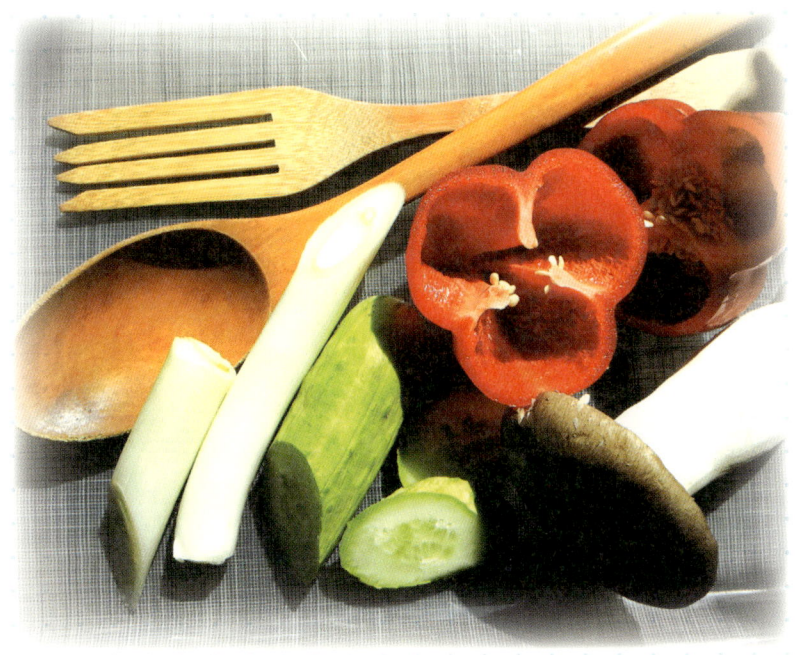

감자

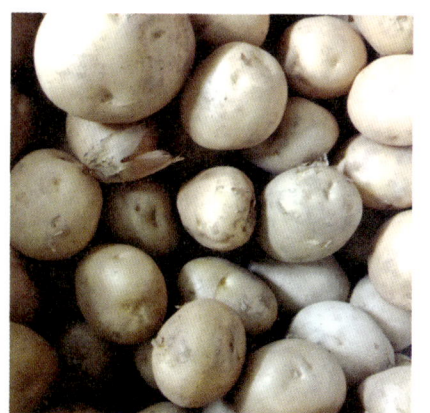

55kcal / 100g

감자에 함유되어있는 스테로이드 알칼로이드 배당체가 암세포를 파괴한다고 합니다. 또 사포닌성분이 위궤양과 염증을 치료하며 몸속의 나트륨을 배출시켜 부기를 가라앉히는 효능이 있답니다.

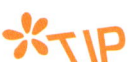

****
감자는 항상 된장국과 청국장국에 넣어 끓이고 쪄서 간식으로도 자주 먹는답니다.

호박

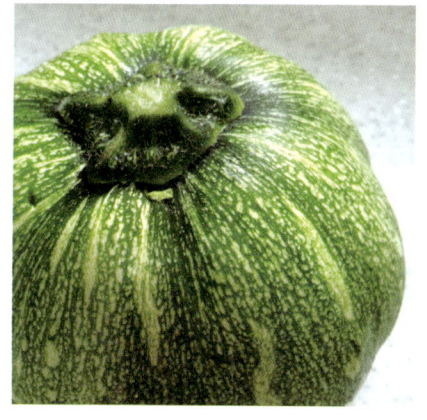

24kcal / 100g

대표적으로 인슐린 분비를 도와주고 부기를 내려줍니다.

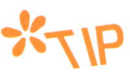

****
호박은 주로 된장국 등에 넣어 먹거나 데쳐서 초무침으로도 먹으며 또 새우젓을 넣어 함께 볶아 먹기도 합니다.

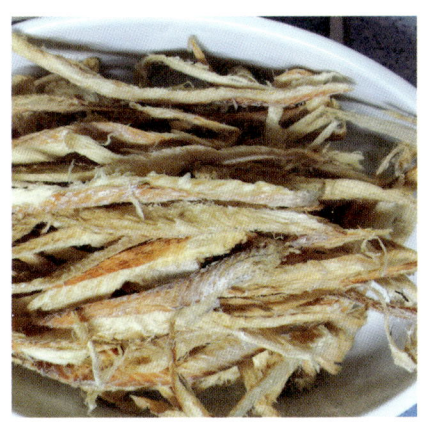

378kcal / 100g

황태

황태는 간을 보호하고 간 기능이 향상되게 해주며 세포를 활성화해 피로회복에 도움을 줍니다.

또 각종 농약이나 오염으로부터 몸을 해독 해주는 효과가 있습니다.

TIP ****
된장국이나 청국장국 또는 콩나물국에 자주 넣어 먹습니다.

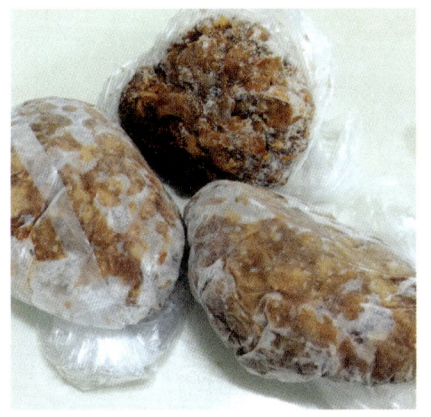

173kcal / 100g

청국장

제니스테인이라는 탁월한 항암 물질이 들어 있어, 암의 세포분열을 억제하여 암의 전이 속도를 늦추고 인삼에 많이 들어있는 사포닌도 들어있어서 암 예방에 큰 도움이 됩니다.

TIP ****
청국장은 소금을 넣지 않고 한번 끓일 만큼씩 따로 포장해서 냉동실에 보관합니다.
된장과 마찬가지로 국으로 자주 끓여 먹는답니다.

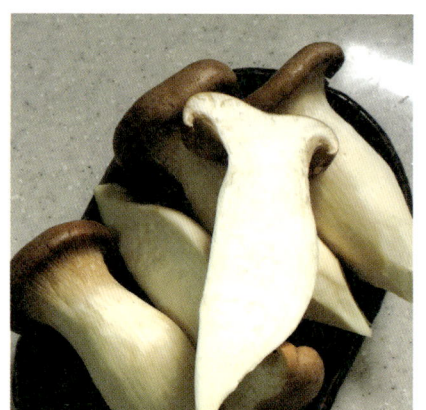

새송이버섯

면역력 향상과 항암효과가 뛰어난 식품 중에 하나입니다.

24kcal / 100g

TIP 된장국이나 청국장국에 꼭 넣고 모든 국에도 많이 넣어 먹으며, 약한 불에 들기름을 두르고 구워서도 자주 먹는 답니다.

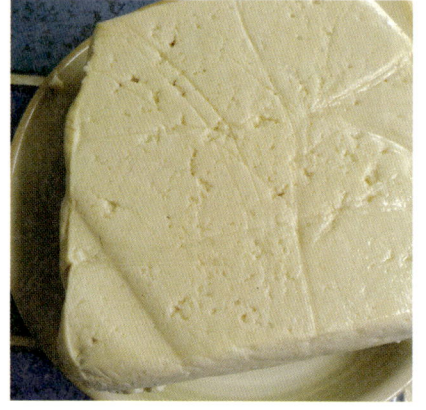

두부

대표적으로 황산화 작용으로 세포의 노화를 방지하며 식물성 단백질이 있어 육류를 피해야 하는 환자에게 중요한 단백질 공급원이 됩니다.

79kcal / 100g

TIP 된장국, 청국장국 등 모든 국에 자주 넣어 먹는답니다. 들기름을 두르고 약한 불에 구워서 된장에 찍어 먹거나 채소 쌈에 넣어 먹는답니다.

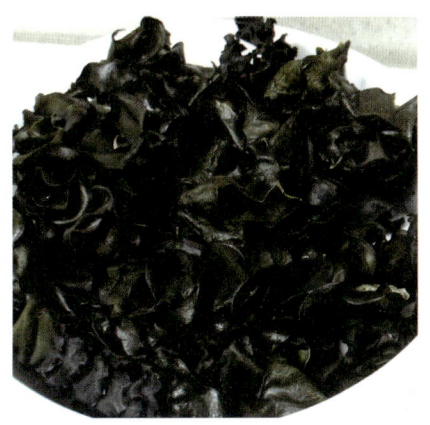

160kcal / 100g

미역귀

후코이단 성분이 암세포를 자살시키는 항암 효과가 있답니다.

****
물에 삶아서 물은 따로 담아놓고 국에 넣어 먹으며 미역귀는 무쳐서 반찬으로 먹습니다.
한 끼도 거르지 않고 먹는 재료입니다.
색은 진하고 윤기가 있으며 조각이 없는 바삭하게 마른 것을 고르세요.

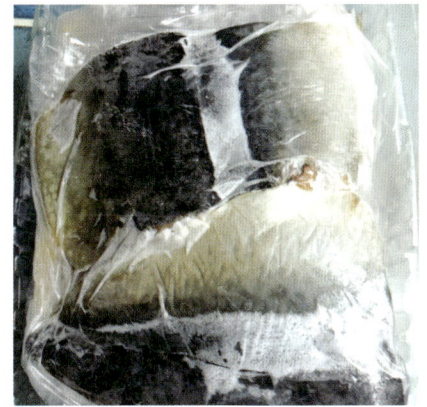

271kcal / 100g

고등어

돼지고기, 소고기 등 육류 대신 생선으로 단백질을 섭취합니다.

****
소금간이 되어있지 않은 생물 고등어를 반으로 갈라 깨끗이 손질해서 냉동보관 합니다.

오징어

깨끗이 손질한 오징어를 납작하게 펴서 차곡차곡 따로 포장해 냉동보관 합니다.

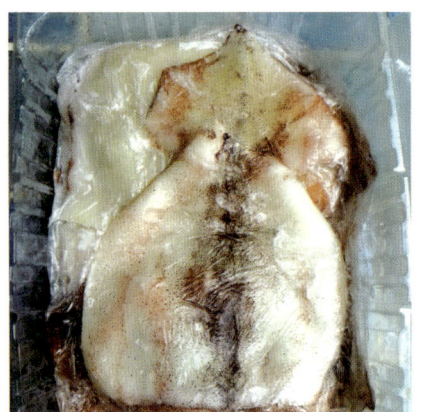

87kcal / 100g

**** TIP
이밖에 다른 생선들을 번갈아가며 반찬으로 내놓는답니다.
갈치, 꽁치, 조기, 병어 등 다양하게 미리 손질해놓으면 요리하기 편하겠지요.

닭가슴살

돼지고기나 소고기 대신 단백질을 섭취하기 위해 기름기가 없는 닭 가슴살로 올리브유에 후추만 뿌려서 굽는답니다.

109kcal / 100g

**** TIP
기본밥상에 항상 생선종류나 닭가슴살 또는 연어구이를 올려놓는답니다.

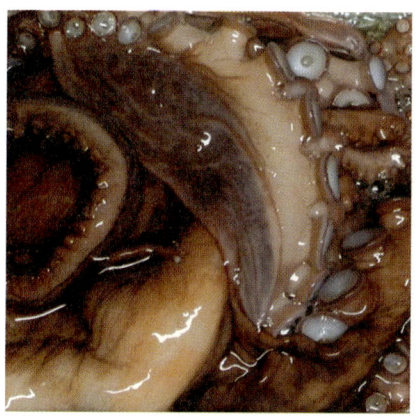

74kcal / 100g

문어

인슐린분비와 타우린성분으로 간 해독 작용으로 피로회복에 탁월합니다.

TIP

****
큰 문어를 사서 한번 먹을 만큼 잘라 따로 포장해 냉동 보관합니다.
가끔 입맛을 돋우기 위해 삶아서 초고추장에 찍어 먹는답니다.

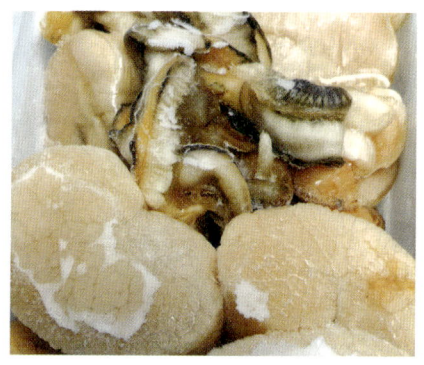

105kcal / 100g

관자

TIP

****
된장국이나 청국장국, 미역국 등에 잘게 썰어서 넣고 프라이팬에 들기름을 두르고 구워서 드셔도 좋습니다.
양파와 다진 마늘과 된장을 넣고 볶아도 맛있답니다.

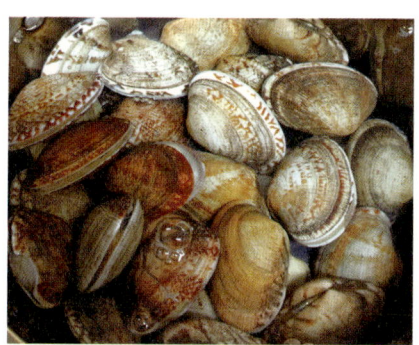

49kcal / 100g

조개

TIP

****
물을 많이 넣지 않고 끓이면 별다른 간이 없이도 파와 마늘만 넣어 드시면 맛이 좋답니다.

79

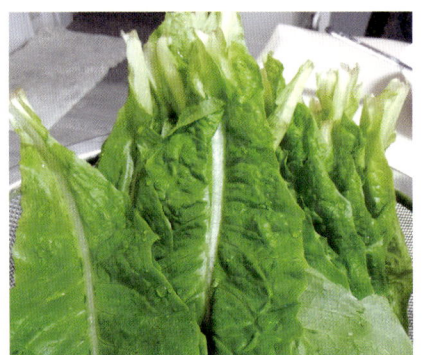

18kcal / 100g

다양한 쌈 종류

다양한 쌈을 끼니때마다 먹는답니다. 고기 대신 생선을 굽거나 볶은 버섯을 넣고 된장과 함께 먹었답니다.

****
콩고기로 고추장 볶음을 해서 싸먹어도 맛나지요.

풋고추

풋고추는 캡사이신과 비타민C와 A, B, 섬유소까지 다량 함유되어 있고 항암작용까지 한다네요.

19kcal / 100g

양배추

백혈구의 활동을 촉진해 종양을 파괴하는 인자를 잘 분비합니다.
유전자의 변이를 막고 암 생성을 억제하며 대장암을 예방해줍니다.
위점막을 보호해주어 궤양을 치료해줍니다.

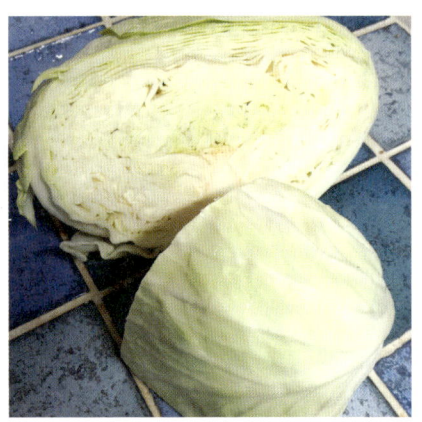

31kcal / 100g

****
그래서 양배추를 먹으면 남편이 속이 편하다 했나 보네요.
양배추는 살짝 쪄서 쌈으로도 먹으며 주서기에 갈아 즙을 내어 먹기도 했답니다.

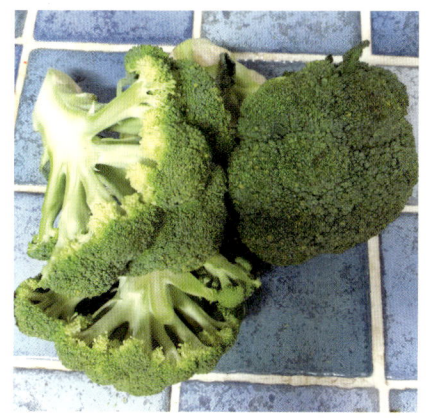

28kcal / 100g

브로콜리

대표적으로 면역력 강화 및 항암효과로 우리 몸에 있는 바이러스를 제거해주거나 암세포를 억제해주는 뛰어난 효과가 있습니다.

※TIP

****
주서기에 즙을 내서 먹기도 하고 살짝 데치거나 찜기에 쪄서 된장, 초고추장에 찍어 먹습니다.
플레인 요플레에 뿌려서 다른 채소와 함께 샐러드로도 먹었답니다.

**
암에 브로콜리가 좋다는 것을 알고 있어서 남편이 암이란 소리를 듣자마자 다른 채소와 과일들과 함께 브로콜리를 주서기로 하루에도 수차례 즙을 내서 마시게 했답니다.

남편이 암에 걸리고 나서야 세상의 모든 음식재료가 약이었음을 알게 되었네요.
특히 과일과 채소류는 항암효과가 있는 것들이 너무도 많다는 것을 알았답니다.
모든 음식재료에 고마움을 느끼며 내가 만든 음식을 먹는 남편에게
약이 되어라~ 제발 약이 되어라~
항상 속으로 중얼거려봅니다.

81

기본밥상과
반찬들

기본밥상과 반찬들

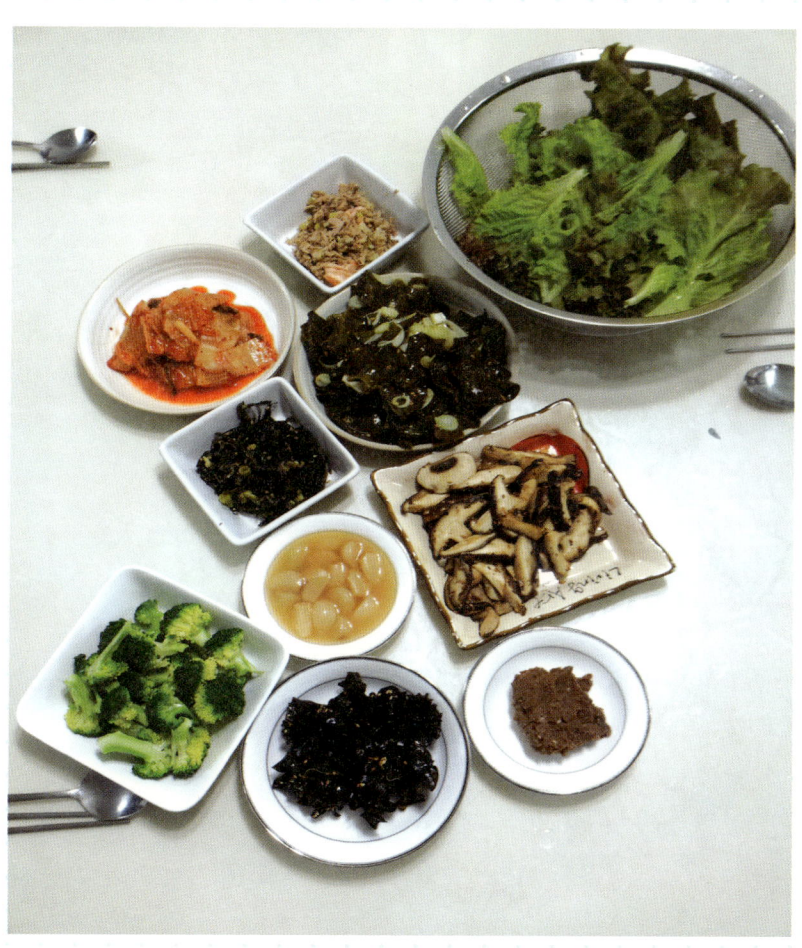

기본밥상

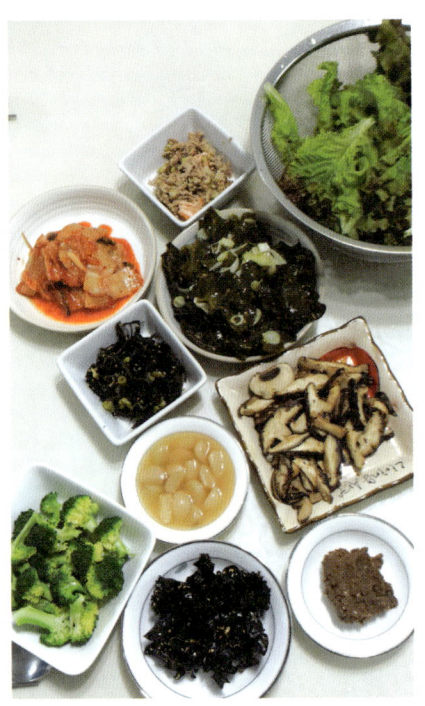

Ingredients

- 된장, 고추장, 브로콜리, 양배추 또는 상추

- 김치, 버섯, 미역귀, 마늘장아찌, 마늘구이, 된장국

- 생선구이 또는 닭가슴살, 연어구이 등 요리 하나 추가

 **TIP**

****
항상 기본으로 올라가는 반찬들입니다.
브로콜리, 버섯, 마늘, 미역귀, 된장, 된장국이 제일 중요하답니다.

찐 양배추도 속이 편하답니다 상추와 함께 자주 먹고 있답니다.

반찬 중에 김치나 된장, 고추장, 마늘장아찌를 제외한 모든 음식은 간이 전혀 되어있지 않답니다.
그냥 드셔도 좋고 김치나 된장, 고추장에 조금씩 같이 드셔도 좋답니다.

중요한 것은 짜지 않고 싱겁게 드시는 것이 중요합니다.

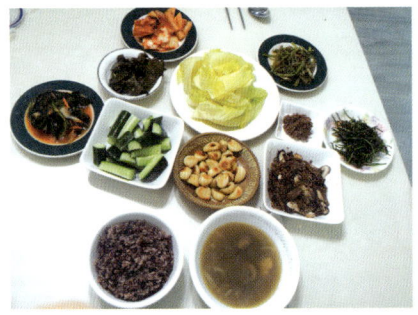

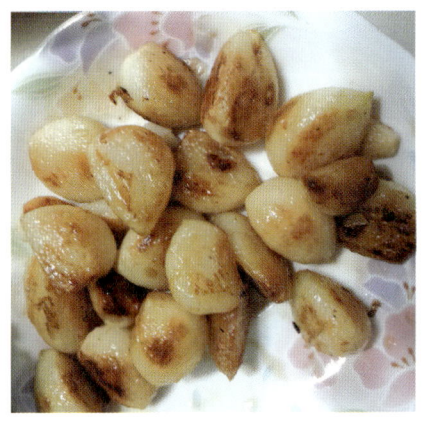

마늘구이

마늘이 항암효과가 많다는 것은 앞에서도 말씀드렸답니다.

만드는 법

① 프라이팬에 들기름이나 포도씨유 또는 올리브유, 카놀라유를 넣습니다.

② 약한 불로 타지 않게 잘 익힙니다. 이때 볶듯이 뒤적이면 익는 것만 익고 골고루 익지 않으니 귀찮아도 마늘 한 면이 익으면 다른 면으로 한 알씩 뒤집어줘야 합니다.

TIP ****
반찬에 소금간을 하지마세요.
약간의 된장과 함께 먹으면 좋아요.

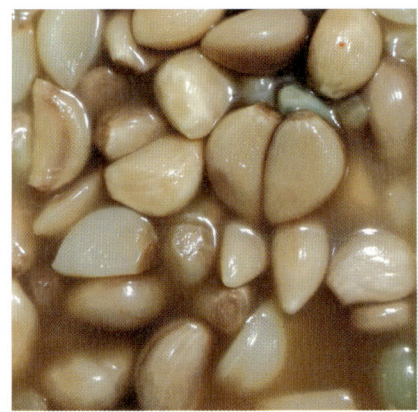

마늘장아찌

만드는 법

① 마늘은 껍질을 까서 깨끗이 손질을 합니다.

② 소금물을 계피와 끓여서 뜨거울 때 손질한 마늘에 부어줍니다. 만약 색을 밝게 하려면 계피를 넣지 않습니다.

③ 마늘 담근 물이 식은 후 식초를 약간만 넣고 5일 정도 담가놓습니다.

④ 마늘을 꺼내 놓았다가 다시 그 물을 끓여서 식힌 후 부어줍니다.

⑤ 단맛을 내려면 설탕 대신 매실 효소를 넣습니다.

TIP ****
마늘장아찌의 국물은 겨자와 매실액, 후추 등을 양념 해서 오리백숙이나 닭백숙을 찍어 먹는 소스로 사용하면 참 좋답니다.

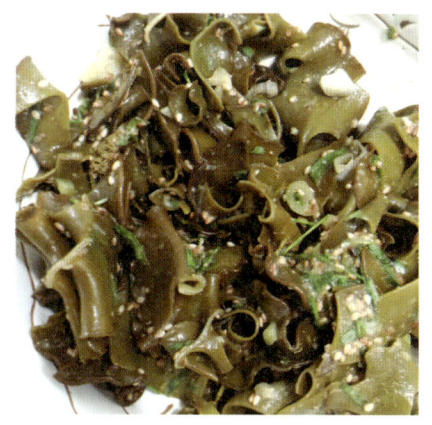

미역귀 무침

끈적이는 후코이단 성분이 암세포를 스스로 자살하게 한다고 합니다.
한 끼도 거르지 않고 먹고 있답니다.

만드는 법

① 미역귀를 먹기 좋게 손으로 잘라 냄비에 넣고 물에 두세 번 정도 헹궈냅니다.

② 물을 자작하게 넣은 후 10분 정도 불립니다.

③ 불린 상태 그대로 불에 올려 끓입니다.

④ 끓기 시작하면 바로 불을 끄고 두세 번 위아래를 뒤적여줍니다.
　＊ 미역귀 삶은 물은 식혀 냉장보관 하세요.

⑤ 미역귀에 마늘과 참깨, 들기름을 넣고 버무리면 됩니다.

TIP ****
미역귀를 오래 불리거나 오래 삶으면 너무 싱겁기도 하고 씹히는 느낌도 좋지 않답니다.

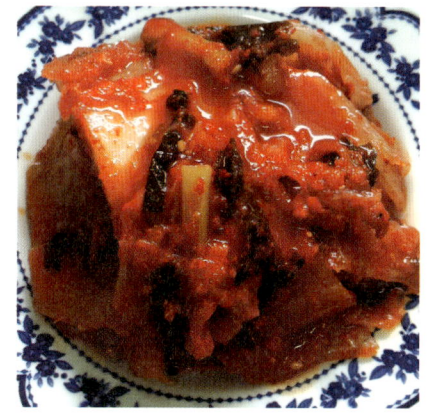

김치

김장김치도 항암효과가 크고 비타민도 풍부하여 소화에 도움이 된답니다.

***
김치에 넣는 김치 속에는 항암효능이 있는 채소, 과일 등 재료가 많이 들어간 종합 영양식이랍니다.
요즘 저희 김치냉장고가 제 몫을 톡톡히 하고 있네요.

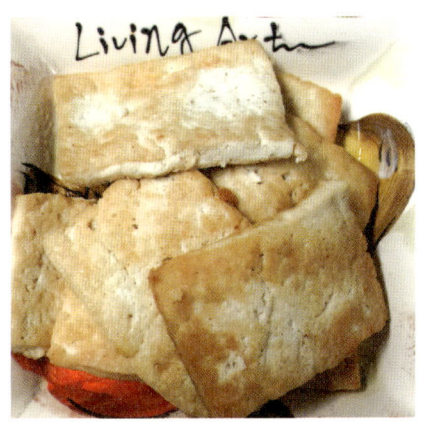

들기름에 구운 두부

소고기 또는 돼지고기에서 섭취하지 못하는 단백질을 닭고기나 오리고기, 생선 등에서도 섭취할 수 있습니다.
채식 위주로 식사하는 암환자에게는 특히 두부로 식물성 단백질을 섭취할 수는 식이요법으로 꼭 필요한 음식입니다.
두부로는 질리지 않도록 다양한 방법으로 항상 먹을 수 있게 해야 합니다.

만드는 법

① 두부는 환자가 한입에 먹기 좋을 만큼 적당한 크기로 자릅니다.

② 프라이팬에 들기름을 두르고 약한 불로 노릇하게 익히세요. 이때 센 불로 하면 타기도 쉽고, 들기름에 너무 높은 열을 가하면 오히려 독이 된답니다.

TIP ****
들기름 대신 카놀라유나 포도씨유 또는 올리브유를 써도 좋답니다.
구운 두부를 김치와 함께 먹으면 더욱 맛있답니다.

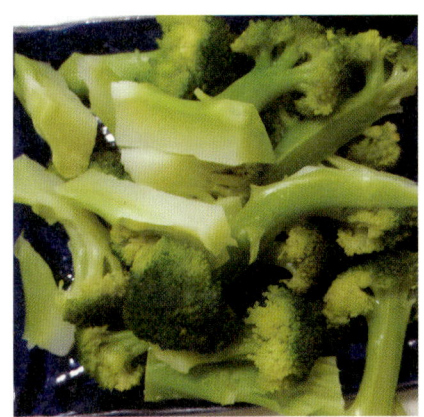

데친 브로콜리

만드는 법

① 브로콜리를 손질할 때는 사이사이 깨끗하게 씻어줍니다.

② 물에 살짝 데치거나, 양배추를 찔 때 중간에 넣어 살짝 쪄서 먹을 수도 있습니다.

TIP ****
너무 푹 찌거나 삶게 되면 물러서 씹히는 느낌이 좋지 않았답니다.
된장에 주로 찍어 먹거나 플레인 요구르트에 다른 채소와 함께 샐러드로 만들어도 좋답니다.

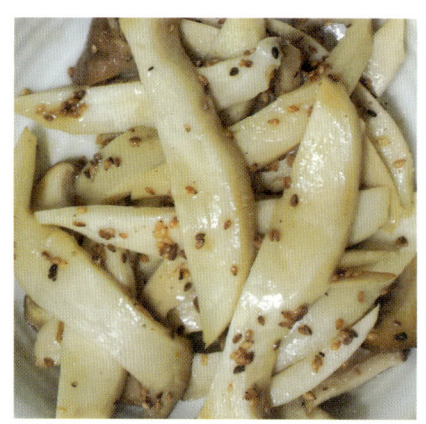

버섯 볶음

싱겁게 먹는 것에 익숙해지시면 재료가 가진 고유의 맛과 향이 느껴진답니다.

만드는 법

버섯을 프라이팬에 들기름과 함께 약한 불로 볶아낸 후 후추와 참깨만 뿌려 놓는답니다.

TIP 상추나 양배추쌈 등에 넣어 드셔도 좋고요. 된장에 살짝 찍어 드셔도 좋답니다.

**
버섯은 새송이버섯뿐만 아니라 표고버섯, 양송이버섯, 팽이버섯, 황금버섯, 머쉬마루버섯, 석이버섯 등 버섯의 종류를 다양하게 하여 매일 먹는 반찬에 조금이라도 변화를 주세요.

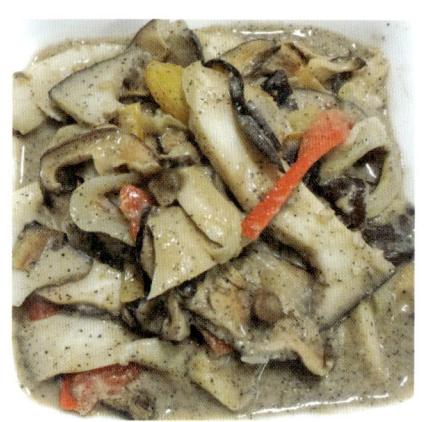

버섯 들깨 볶음

만드는 법

① 프라이팬에 들기름을 두르고

② 버섯과 양파 마늘을 약한 불에 볶다가

③ 미역귀 삶은 물을 자작하게 넣고 끓입니다.

④ 끓기 시작하면 들깻가루를 넣어 걸쭉하게 끓입니다.

⑤ 다양한 채소를 첨가해서 넣으셔도 좋답니다.

TIP ********
간은 미역귀 삶은 물로 맞춰지는데 짜지 않게 적당히 넣으셔야 한답니다.

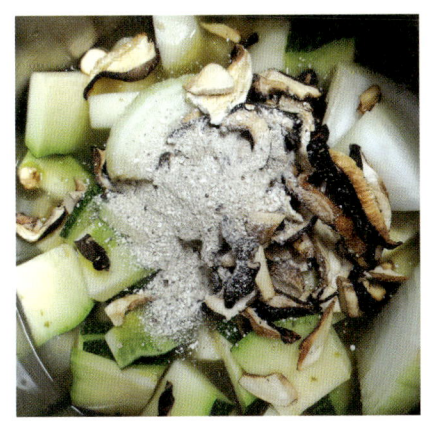

국

항상 국은 한 끼도 빠지지 않고 주로 된장국과 청국장국을 끓인답니다.

환자에게 여러 가지 재료를 듬뿍 넣고 끓인 국이야말로 종합 영양식이라고 할 정도로 감사한 음식입니다.

 ********
식사할 때 국물을 먹지 말라는 말이 있지요?
제 생각엔 그건 일반인들의 나트륨 섭취를 적게 하기 위해서라고 생각합니다.
저염 또는 무염의 국물은 환자에겐 보약이라도 같습니다. 밥맛도 별로 없는 환자에게 거칠기만 한 잡곡밥을 국물 없이 드시게 하지 마세요. 환자에게 많은 수분섭취도 아주 중요하답니다.

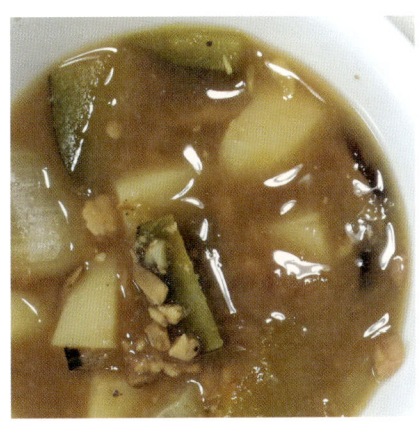

만드는 법

① 개똥쑥 끓인 물과 미역귀 삶은 물을 준비합니다. 밥이나 국에 물 대신 넣어야 하니 항상 준비해 두세요.

② 감자, 호박, 양파, 말린 표고버섯, 마늘, 버섯가루를 넣고 끓입니다.

③ 한번 끓어오르면 된장이나 청국장을 넣고 끓이시면 된답니다.
된장이나 청국장을 처음부터 넣으셔도 항암효과는 그대로랍니다.

TIP ****
대부분 단단한 재료를 먼저 넣고 끓이다가 무른 재료를 나중에 넣는답니다.
그런데 저는 한꺼번에 다 넣고 오랫동안 끓이네요.
재료가 부드럽게 하기 위함도 있고요. 재료 속에 있는 항암 성분과 다른 영양분도 다 우러나듯해서 국물 한 수저를 먹어도 약이 될 것 같았답니다.

중요!!!

앞에서 말씀드린 것처럼 국에 필수로 들어가는 양념이나 재료들은 다 공통이랍니다. 다시 한 번 알려드릴게요.

국에 공통으로 들어가는 재료는
다진 마늘(듬뿍), 양파, 말린 표고버섯(다른 버섯도 추가하면 더 좋아요.), 표고버섯가루, 미역귀 삶은 물(어느 정도 국의 간을 맞추기 위해 넣어요.), 개똥쑥 끓인 물(국에나 밥에도 맹물 대신 개똥쑥 끓인 물을 넣어요.)

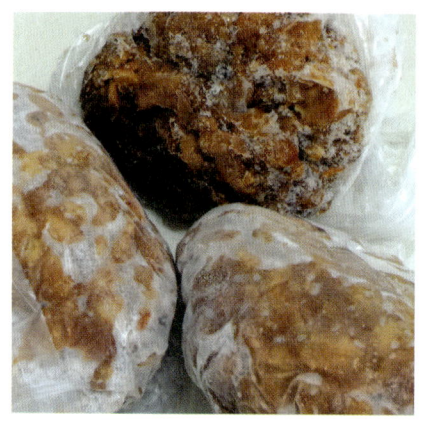

청국장국

찌개가 아니라 저염의 국이랍니다.

만드는 법

된장국 재료에 된장 대신 청국장을 넣으시면 된답니다. 간단하지요?
저는 약간의 된장을 함께 넣기도 합니다.

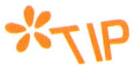
****
미역귀 삶은 물로 약간의 간이 된다는 걸 잊지 마세요.

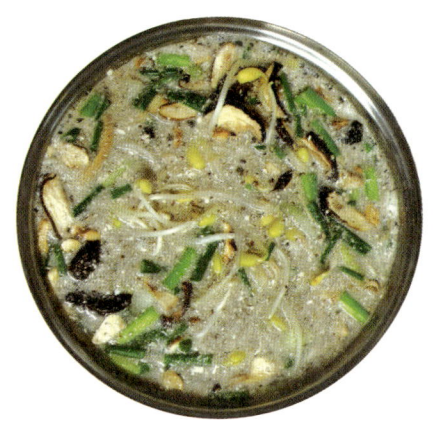

콩나물국

만드는 법

국에 기본으로 들어가는 재료 외에 깨끗이 씻은 콩나물을 처음부터 모두 함께 넣고 끓인답니다.

추가로 황태나 북어를 넣으시면 좋고 더 넣고 싶으신 재료가 있으면 넣으시고요.
저는 황태를 추가로 더 넣고 콩나물 국이 밝은색이다 보니 초록색의 파를 좀 길게 넣었답니다.

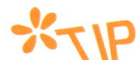 ****
환자의 상태에 따라 오랫동안 끓여서 부드럽게 드시게 해도 좋고요.
아니면 기호대로 아삭거리는 콩나물의 씹히는 느낌을 좋아하시면 적당히 끓이세요.
정말 중요한 것은 절대 모든 음식을 일반 사람과 같은 염도로 드시지 마세요.
무염식이나 저염식을 해야 합니다.
몇 번을 강조해도 지나치지 않는 것이랍니다.

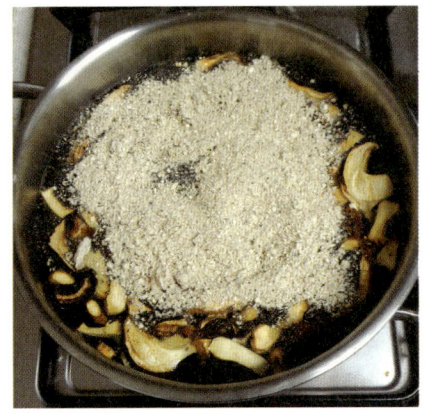

위에 미숫가루처럼 뿌려놓은 것이 바로 국에 넣는 표고버섯 가루랍니다.
좀 많이 넣었다 싶지요?
다진 마늘과 표고버섯 가루는 좀 많이 넣는 편이랍니다.

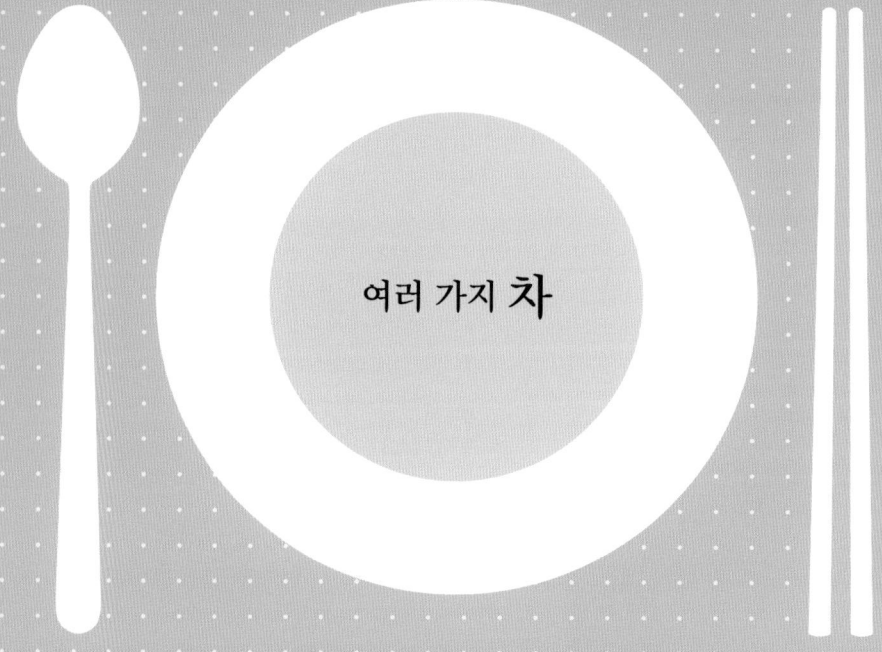

여러 가지 차

여러 가지 차

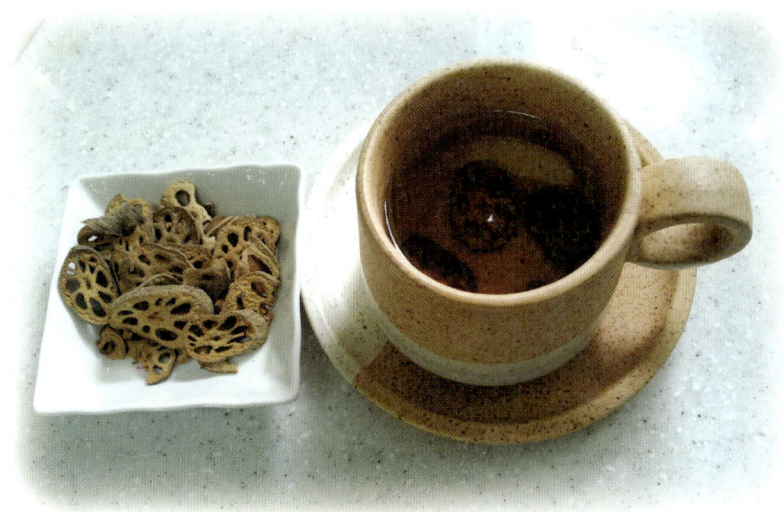

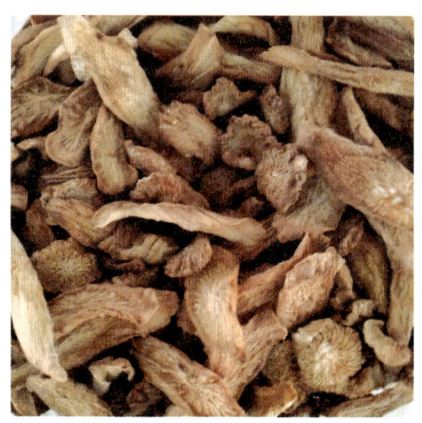

우엉차

우엉은 철분성분이 있어서 빈혈 예방과 조혈작용을 하며 섬유질이 풍부해 변비에도 좋답니다.

만드는 법

① 우엉은 껍질을 벗겨 깨끗이 씻은 후 같은 크기 같은 두께로 썰어 말립니다.

② 잘 말린 우엉을 냄비나 프라이팬에 아주아주 약한 불로 천천히 뒤적이며 색이 노릇해질 때까지 볶는답니다.
* 향은 아주 구수한 숭늉같이 느껴져요.

③ 볶은 우엉은 뜨거운 물에 3~4조각을 넣어 우려 드시면 된답니다.
* 두세 번 정도 물을 부어 마실 수 있어요.

TIP ****
우엉의 두께나 크기가 다르면 볶을 때 일정하게 볶아지지 않기 때문에 얇거나 작은 우엉은 탈 염려가 있어요.

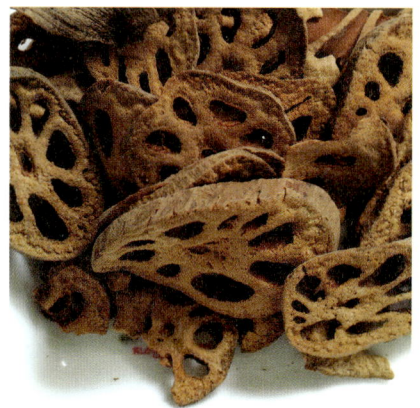

연근차

빈혈도 예방하며 염증 치료와 소염작용을 하고 체내에 니코틴을 제거해주는 효능이 있답니다.
또 뮤신이라는 성분이 있어서 위벽을 보호해주며 칼륨이 다량으로 들어있어 체내의 나트륨 수치를 떨어뜨린답니다.
항암 치료하면 빈혈도 조심해야 하는데 많이 드시게 하세요.

만드는 법

① 연근도 껍질을 벗긴 후 우엉 차와 같이 말린 후 약한 불에 볶아주면 된답니다.

② 2~3조각을 우려 드시면 3번 정도 더 드실 수 있습니다.

TIP ****
몸통 부분은 크기가 커서 반찬으로 드시고요. 차로 만들기에는 두께가 가는 양쪽 끝 부분이 가장 좋습니다.

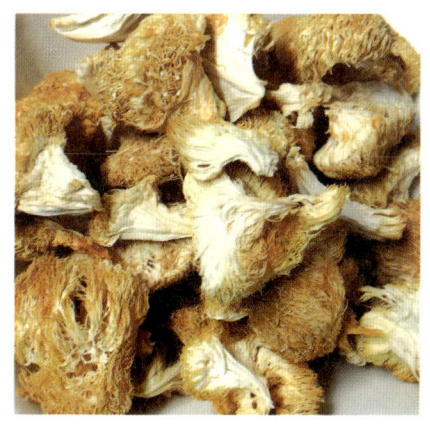

노루궁뎅이 버섯 차

노루궁뎅이 버섯은 항암효과가 좋고요. 글리칸과 다당류의 함유량이 많아 면역기능을 활성화해주며 암세포 증식을 억제하여 준답니다.

노루궁뎅이 버섯에만 들어 있는 갈락토실 글루칸과 만글루코키실칸의 활성 다당체는 항종양 억제율이 다른 것에 비해 경이로운 수준으로 아주 높다고 합니다.

특히 소화기계 암(식도암, 분문암, 위암, 장암)에 좋다네요.

만드는 법

① 노루궁뎅이 버섯을 흐르는 물에 살짝 헹궈내고

② 적당한 크기로 잘라서 바싹 말립니다.

③ 주전자에 몇 조각을 넣고 끓여서 색이 노랗게 우러나오면 드시면 된답니다.
  * 차로 끓이고 남은 버섯은 건져서 된장국에 넣거나 들기름과 깨를 넣어 양념해서 드셔도 좋답니다.

****
노루궁뎅이 버섯은 손으로도 잘 찢어지기 때문에 칼을 사용하지 않으셔도 된답니다.
칼로 자르면 가루가 많이 생겨요.

개똥쑥차

남편이 온종일 계속 마시던 차랍니다. 환자들에겐 수분섭취가 중요해서 보온병에 뜨겁게 담아서 늘 옆에 놔둔답니다. 물 대신 차로 자주자주 많이 드시게 하세요.

* 앞에 개똥쑥물 끓이는 방법 알려 드렸답니다. 밥에도 국에도 넣는 똑같은 개똥쑥 물이랍니다.

만드는 법

① 개똥쑥 말린 것(70%), 겨우살이(20%), 울금 + 느릅나무 + 계피(10%)의 비율로 준비합니다.

② 계피와 느릅나무는 껍질 부분을 손으로 살짝 문질러 닦아주시고 나머지는 물에 두 번 정도 헹궈냅니다.

③ 센 불에 끓기 시작하면 불을 약하게 줄이고 5분~10분 정도 더 끓이시면 됩니다.

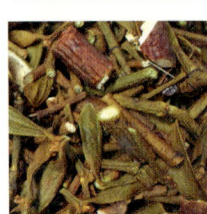
개똥쑥

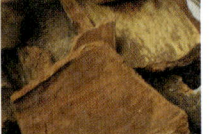
겨우살이

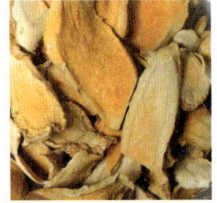
울금

계피

느릅나무

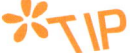
TIP

****
다양한 재료를 활용하여 각각 따로 차를 끓여 드셔도 좋답니다.
절대 진하게 끓이지 마세요!

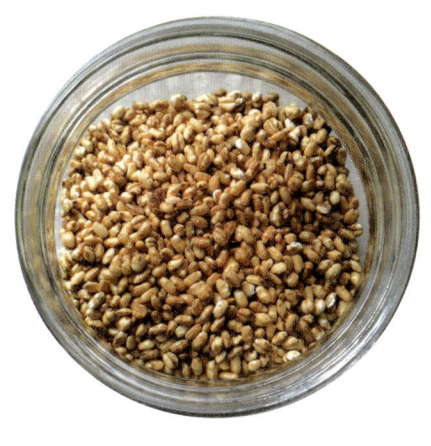

현미차

현미차는 배변의 양을 늘려주고 대변의 장내 통과 시간을 줄여주기 때문에 유해 물질이 흡수되는 것을 막아 특히 대장암에 좋답니다.

또 당분이 체내 과잉 흡수되는 것을 막아 췌장에서 인슐린을 분비하는 부담을 경감시켜 줍니다.

암환자에게 좋은 차라 하네요.

만드는 법

① 현미를 깨끗이 잘 씻어 물기를 뺀 후

② 냄비나 프라이팬에 중간불로 잘 뒤적이며 노릇한 색이 나올 때까지 타지 않게 볶는답니다.

③ 잘 볶은 현미를 믹서기에 한두 번 드륵~ 갈아줍니다.
이때 현미 쌀알이 반쪽 정도로 잘릴 수 있게만 갈아주세요.

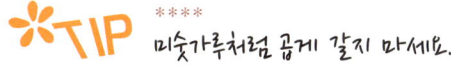

TIP **** 미숫가루처럼 곱게 갈지 마세요.

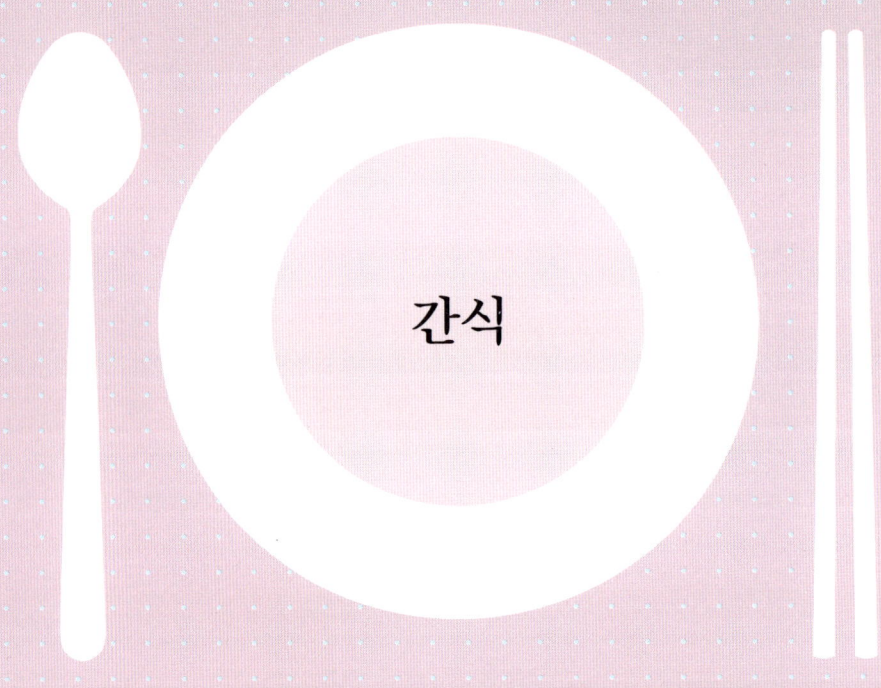

간식

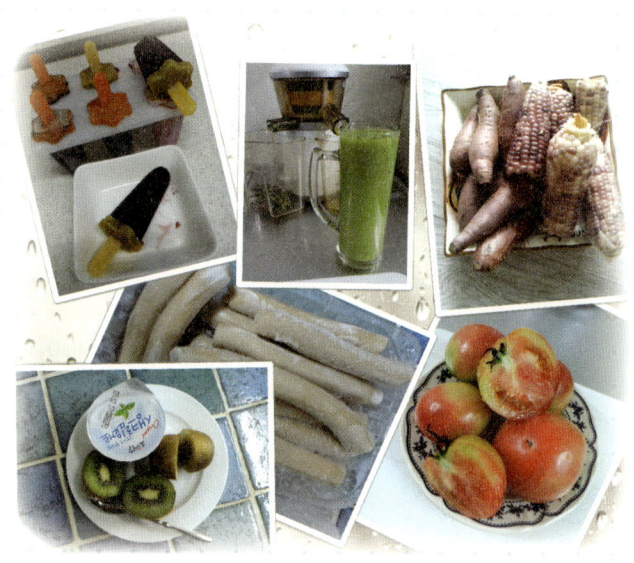

- 과일, 과일 야채즙, 얼린 홍시, 과일즙 아이스바
- 고구마, 감자, 옥수수, 현미 가래떡, 볶은콩, 꽃게찜
- 요거트, 생낫또

** 몸무게가 줄지 않게 식사 전후 자주자주 드셔야 합니다.

과일(채소)

여러 가지 과일들이 많이 있지만, 그중에 남편이 제일 많이 먹었던 과일 중 몇 가지만 골랐답니다.
식간에 틈틈이 과일을 여러 종류로 번갈아 먹었답니다.
특히 항암효과에 좋다는 키위와 사과 토마토, 포도를 제일 많이 먹고 있고요.
이번 여름에 수박도 참 많이 먹었네요. 제철 과일을 많이 드시면 된답니다.
몸무게가 줄지 않게 식사 전후 자주자주 드셔야 합니다.

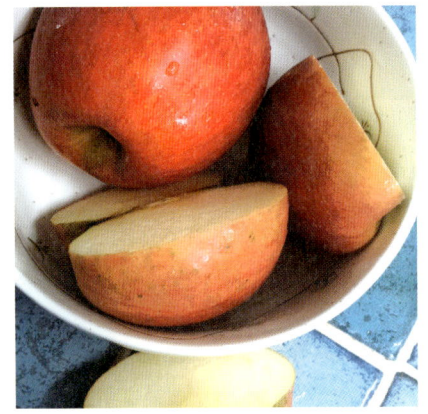

57kcal / 100g

사과

사과에는 폴리페놀류, 펙틴 등이 발암 억제와 식이섬유가 장운동을 촉진하여 대장암을 예방해주며 플라보노이드가 사과에 많이 함유되어 있어 폐암을 예방해주며 케세르틴이란 성분이 폐 기능을 강하게 해줘 담배 연기, 환경오염물질로부터 폐를 보호해준답니다.

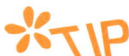 **TIP** ****
사과는 특히 아침 식전에 꼭 몇 조각씩 먹고 즙을 짜서 마시기도 했답니다.
아침에 먹는 사과는 금사과라 하더라고요.

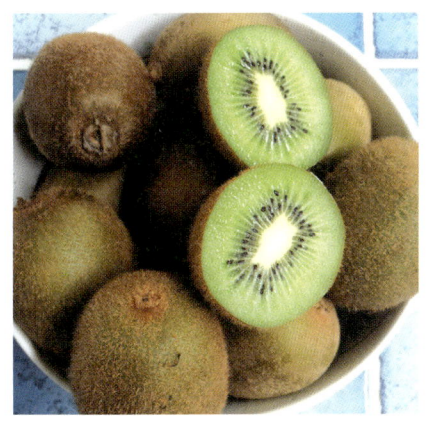

54kcal / 100g

키위

키위는 귤보다 비타민이 풍부하며, 특히 항산화 물질도 많이 함유하고 있어서 암 예방에 도움이 된다고 합니다.

또 키위는 딸기보다 칼륨이 약 6배나 풍부하며, 칼륨은 우리 몸속의 나트륨을 소변으로 배출해주는 역할을 한다고 합니다.

*TIP

****
키위는 하루에 8개 이상 먹었답니다.
주로 반으로 갈라서 수저로 떠서 먹고요.
다른 채소와 함께 갈아서 즙을 내어 많이 먹었네요.

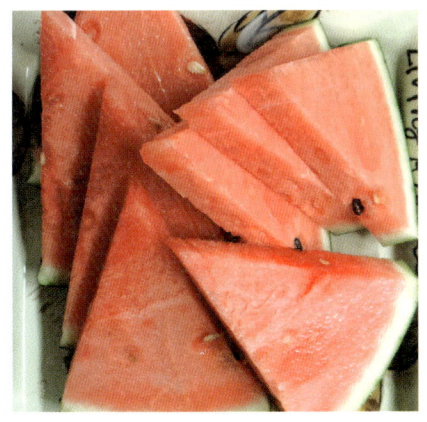

31kcal / 100g

수박

수박의 여러 가지 효능 중에 제일 눈에 들어온 것이 붉은색을 띠게 하는 리코펜이라는 성분입니다.

리코펜은 항암작용을 하는 성질을 가지고 있고, 이뇨작용을 해주어 몸속의 노폐물과 독소를 배출하여 준답니다.

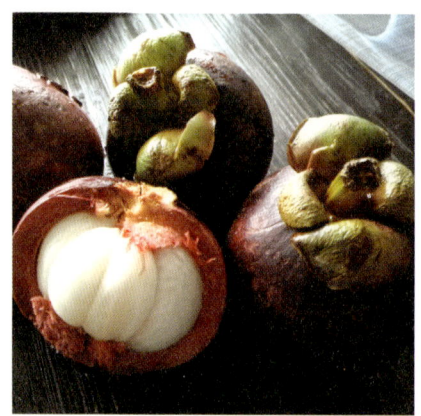

48kcal / 100g

망고스틴

망고스틴에는 1,120㎍에 달하는 베타카로틴 성분이 함유되어 있는데요.
베타카로틴은 발암물질 니트로소아민의 생성을 막고, 암세포가 번식하는 것을 막아주어 항암효과에 효능이 좋습니다.

또, 간세포의 활동을 촉진해 간 기능을 활성화해주며 철분 성분은 빈혈을 치료하고 예방하는 데 도움을 줍니다.

***

혹시 식욕이 떨어질지 모를 남편을 위해 재미있게 먹게 하려고 가끔 새로운 과일이 나오면 사오곤 했답니다.

어느 날 동네 과일가게에 망고스틴을 팔더라고요. 너무 비싸서 한 망만 샀는데 남편이 너무 잘 먹는 거예요. 특이한 것이라 재미도 있고 신기하기도 하고요. 며칠 간 참 많이도 샀답니다.

알고 사서 먹은 건 아닌데 책을 준비하다 보니 암세포가 번식하는 것도 막아주는 항암효과에 간세포 활동촉진에 간 기능 활성화에 남편에게 정말 좋은 과일이었네요.

남편처럼 간에 암이 있어 고생하신다면 망고스틴을 꼭 드셔 보세요.

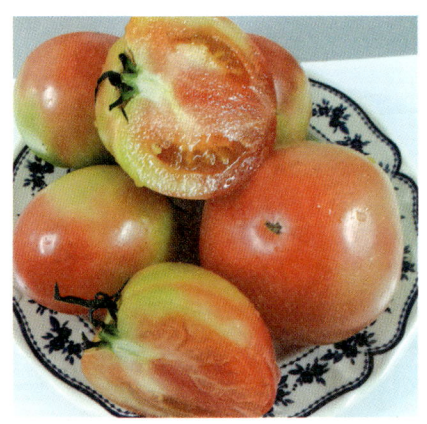

14kcal / 100g

(방울)토마토

토마토는 노화예방과 면역력을 높이며 그 외 많은 효능이 있지만, 그중에 리코펜이라는 성분은 항암효과가 탁월하답니다.

특히 전립선암, 폐암, 위암, 예방에 뛰어난 효과가 있으며 췌장암, 결장암, 식도암, 유방암, 자궁경부암의 진행 속도를 감소시킨다 합니다.

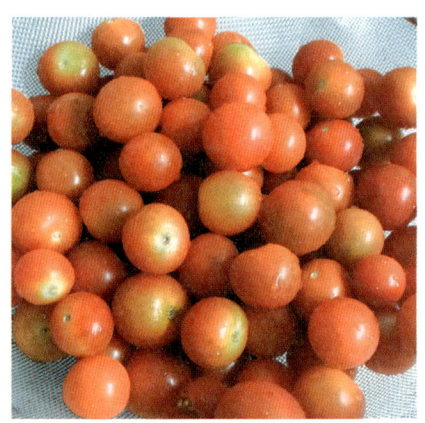

16kcal / 100g

***

토마토는 수박, 키위, 사과 다음으로 많이 먹었고 즙으로도 많이 짜서 먹었네요.

사진은 서울 친정 부모님 댁의 옥상에서 키운 방울토마토랍니다.
사위가 아프니 옥상에서 정성을 먹고 자란 방울토마토가 조카들을 밀어내고 사위차지가 되었네요.

과일(채소)즙

항암효과가 있는 과일을 남편에게 많이 먹게 하고 싶었답니다.
하지만 아픈 환자에게 사과 한 개를 먹게 한다는 것은 쉽지만은 않답니다. 게다가 채소도 좋다는데 채소도 된장에 찍어서 반찬으로 먹는다든지 나물로 무쳐서 먹는다 해도 몇 젓가락이나 집어 먹겠는지요.
그래서 즙을 내기 시작했답니다.
즙을 내서 마시면 한 번에 사과 3개도 먹을 수 있답니다. 당근도 4개 정도는 가뜬히 가볍게 먹을 수가 있고요. 그 외 브로콜리, 양배추, 토마토, 레몬, 케일, 셀러리, 키위, 파프리카, 포도, 밀 싹, 부추, 미나리 등등 모든 것을 쉽게 섭취할 수 있답니다.

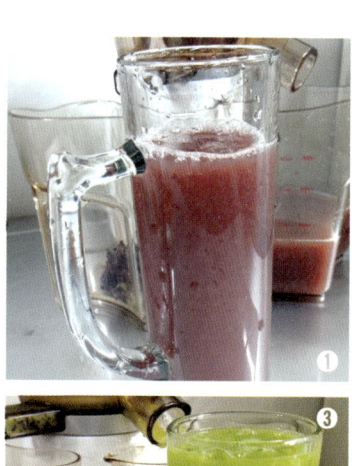
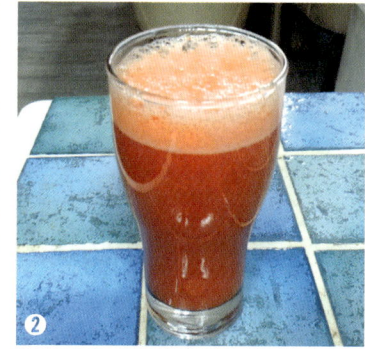
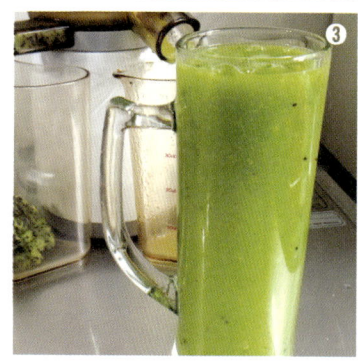
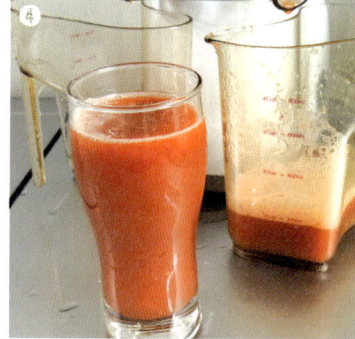

❶ 거봉즙
❷ 토마토즙
❸ 키위즙
❹ 당근&사과즙

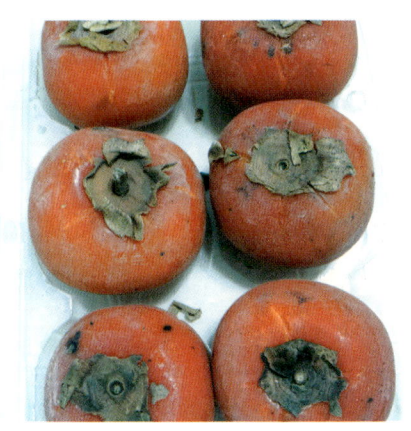

얼린 홍시

아들 친구 어머니께서 보내주신 얼린 홍시랍니다.
두 팩을 주셨는데 이 더운 여름에 남편이 너무도 맛나게 잘 먹었답니다.
군것질도 못 하는데 과일로 이렇게 먹을 수 있으니 참 좋답니다.

***
주신 정성으로 얼린 홍시를 맛나게 먹고 병이 후딱~
나을 것 같은 생각을 해봅니다.
감사합니다. 윤섭 어머니~

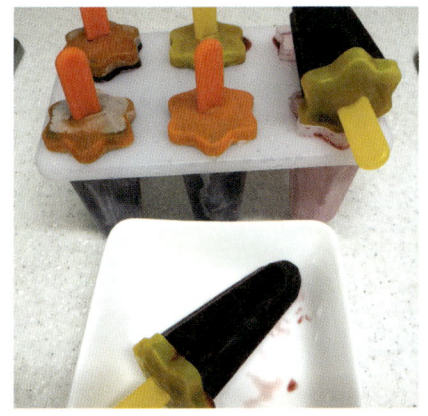

과일 아이스바

시중에 파는 아이스크림을 환자가 먹기에는 조심스럽지요. 이럴 때는 여러 가지 과일을 갈아 즙을 내서 아이스바로 얼려두고 먹게 하면 더운 여름철 아주 좋은 간식이 된답니다.

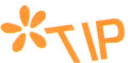

****
사과즙도 맛있고요. 키위, 파인애플, 오렌지, 복분자 등 단맛 나는 과일은 다 좋답니다.

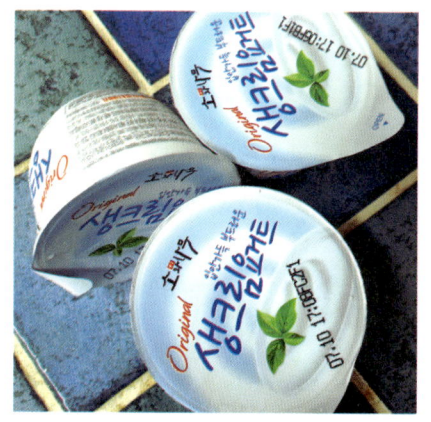

생크림 요거트

대장에도 암이 전이되어있는 남편에게 유산균이 도움이 되지 않을까 해서 날마다 하루 세 번 이상 식후와 식간에 먹게 했답니다.

플레인 요플레 중 제일 부드럽고 너무 달지 않아 맛있네요.

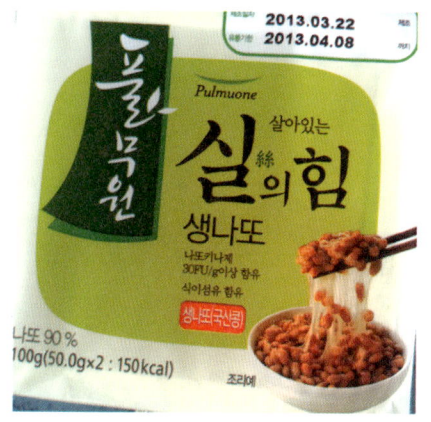

생나또

나또는 요구르트보다 백배 많은 유산균이 들어있습니다.
소화기능을 돕고 숙변과 몸의 독소를 배출시킨답니다.

****
암이란 사실을 알자마자 아들의 친구 지후 어머니께서 암에 좋다며 알려 주셨답니다.
두 달여 간은 하루에 5개 이상 계속 먹였네요.
먹는 동안 암이 나을 것만 같은 기분이었답니다.

무엇이든 남편 입에 들어가는 것은 약이 되어라~ 약이 되어라~ 중얼거려보네요.
지금은 그냥도 먹지만 된장국이나 청국장국에도 넣어서 먹기도 한답니다.

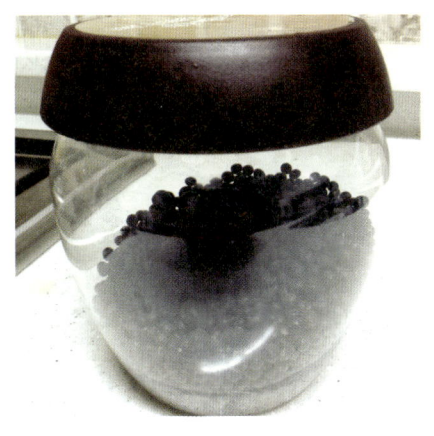

볶은 콩

항암작용으로 유방암, 대장암, 자궁내막암, 폐암의 발생 확률을 줄일 수 있고, 암의 촉진 속도도 늦추는 기능을 합니다.

또한, 콩에는 다섯 가지 항암 성분이 있는데요. 바로 가수분해억제인자, 피트산, 화이토스테롤, 사포닌, 이소플라본이 바로 그 성분입니다.

밭에서 나는 소고기라 할 만큼 단백질과 섬유소가 많이 들어있답니다.

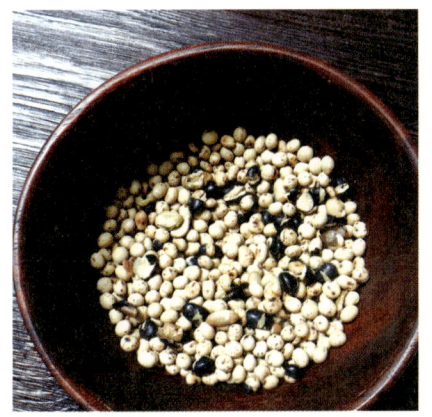

 **TIP**

청국장을 만들고 남은 콩과 잡곡밥에 넣어 먹는 쥐눈이콩, 검정콩 및 땅콩 등의 견과류를 볶아서 늘 옆에 두고 주전부리용으로 먹는답니다.

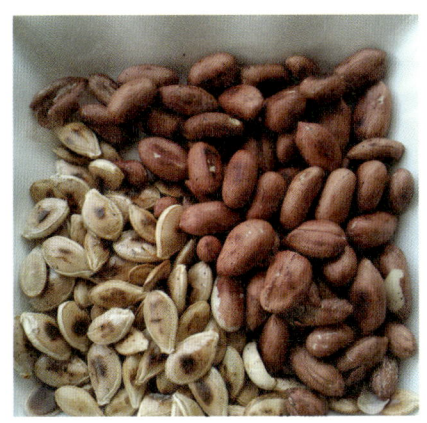

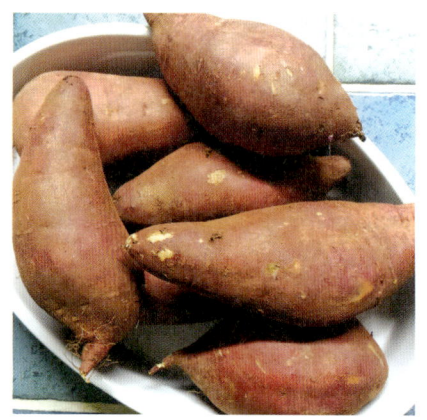

128kcal / 100g

고구마

고구마는 발암물질을 억제해주어 암을 예방하며 항암효능이 있고 식이섬유는 다른 식품에 비해 뛰어난 흡착력을 가지고 있는데 고구마의 발암 억제율이 최대 98.7%라고 합니다.

이 때문에 각종 발암물질이나 대장암의 원인인 담즙 노폐물이나 콜레스테롤, 지방까지 함께 흡착하여 체외로 배출시키는 효능이 있습니다.

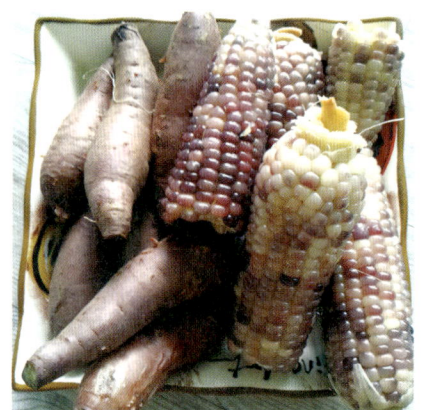

106kcal / 100g

옥수수

간 질환이나 간염 환자에게 좋답니다.
황달 증세를 개선하고 우리 몸에 쌓여있는 노폐물을 배출시켜 간 건강에 도움을 주기 때문에 특히 술을 많이 드시는 분들은 옥수수를 많이 드시면 좋답니다.

 **** 다행히도 남편은 황달 증상이 없었지만, 담관암의 경우 황달 증상이 있다는데 그런 분들은 옥수수가 개선해준다니 참 좋은 음식이네요.

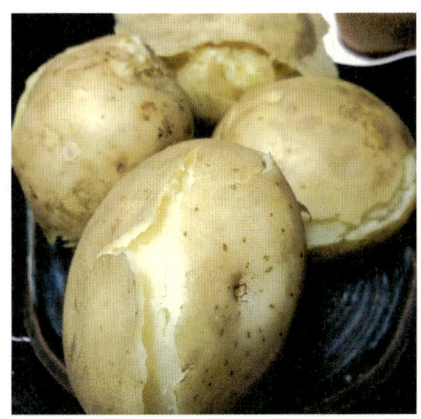

55kcal / 100g

감자

감자는 렉틴이라는 성분이 면역력을 높이며 판토테산이라는 성분도 들어 있어 위점막을 보호하는 데 도움이 됩니다.

또 항바이러스 작용을 하는 프로테아제 저해물질과 콜로로겐산에는 항암작용이 있다 하네요.

더구나 인체의 독이 되는 나트륨도 배출시킵니다.

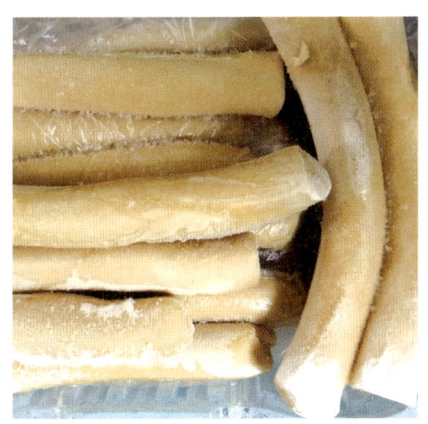

현미 가래떡

일반 백미나 밀가루 음식을 제한하는 남편을 위해 현미로 가래떡을 만들었네요. 소금이나 설탕은 전혀 넣지 않아 맛이 맹숭맹숭 하지만 건강에는 좋으니 꿀이나 여러 효소에 조금씩 찍어 먹으면 됩니다.

보관은 서로 붙지 않게 냉동실용 그릇에 담아서 얼려두고 먹을 때마다 조금씩 꺼내 전자레인지에 데우거나 프라이팬에 약간의 올리브유를 두르고 구워먹으니 참 좋답니다.

***
오래전에 돌아가신 외할머니 땅에서 자란 쌀이랍니다.
살아 계셨을 때도 당신은 아끼고 아껴서 자식 손자들에게 넉넉히 주시더니 돌아가신 뒤에도 계속 그 땅에서 지은 쌀이 올라와 자식 손자뿐만 아니라 그 손자의 자식 대까지 덕을 보고 살고 있네요.
항상 쌀을 볼 때마다 맘이 아려오지만, 감사히 잘 먹고 있답니다.

문어

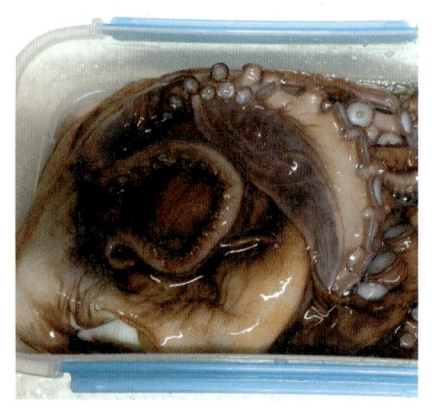

문어의 중요한 효능 중에 단백질이 풍부하고 문어에 들어있는 타우린 성분은 망막 기능을 증진해주며 간 해독 작용으로 피로회복에 좋습니다.

또 비타민 E와 니아신을 함유하고 있어서 노화를 억제해주고 세포를 활성화해줍니다.

만드는 법

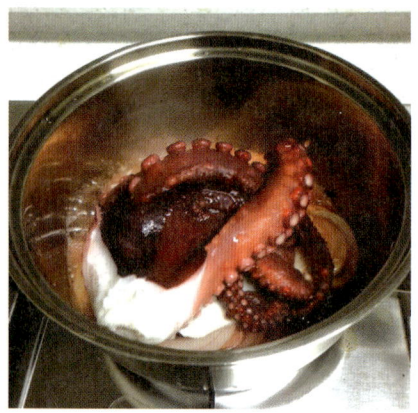

① 문어 손질
문어의 머릿속을 뒤집어서 내장을 다 꺼내 버리고 밀가루를 조금 넣고 문질러서 물에 씻으면 미끈거리지 않고 깨끗하게 씻겨진답니다.

② 문어 삶기
냄비바닥에 양파를 얇게 썰어깔고 손질한 문어를 올려놓고 뚜껑을 닫고 약한불로 익힙니다.
양파향도 나고 물을 넣지 않아도 타지 않고 너무 맛있답니다.

* 오징어도 같은 방법으로 익힙니다.

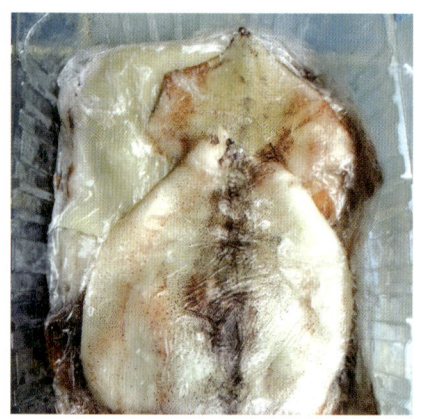

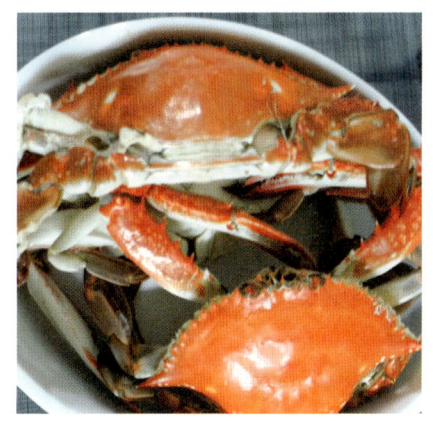

꽃게

꽃게는 지방은 적고 단백질이 풍부한 대표적인 식품이기도 하며 고밀도 콜레스테롤(HDL)성분이 풍부하며 이 콜레스테롤은 혈관 벽을 떠다니며 나쁜 콜레스테롤로 알려진 저밀도 콜레스테롤(LDL)을 떼어내는 역할을 합니다.

****
꽃게는 깨끗하게 씻어서 물에 삶지 마시고 찜기에 찐답니다.
반찬이 아니라 간식으로 자주 먹었답니다.

육류를 금한다 해서 걱정할 필요는 없겠지 싶답니다.
꽃게와 문어 오징어나 각종 생선으로도 단백질 섭취는 얼마든지 가능하답니다.

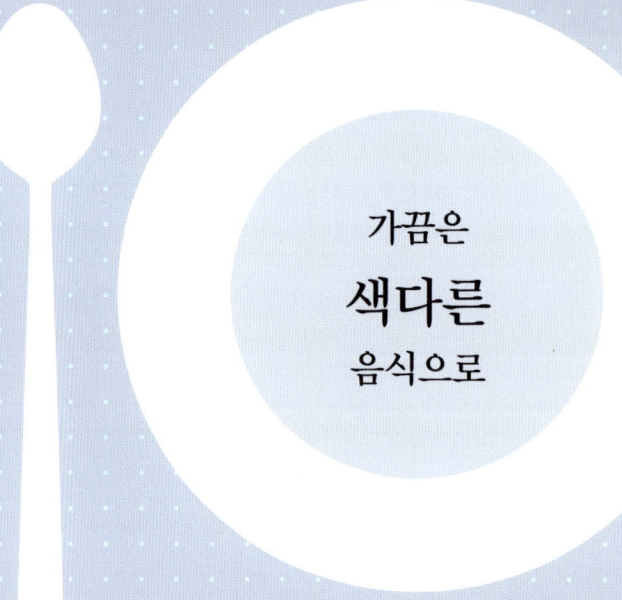

가끔은
색다른
음식으로

가끔은 색다른 음식으로...

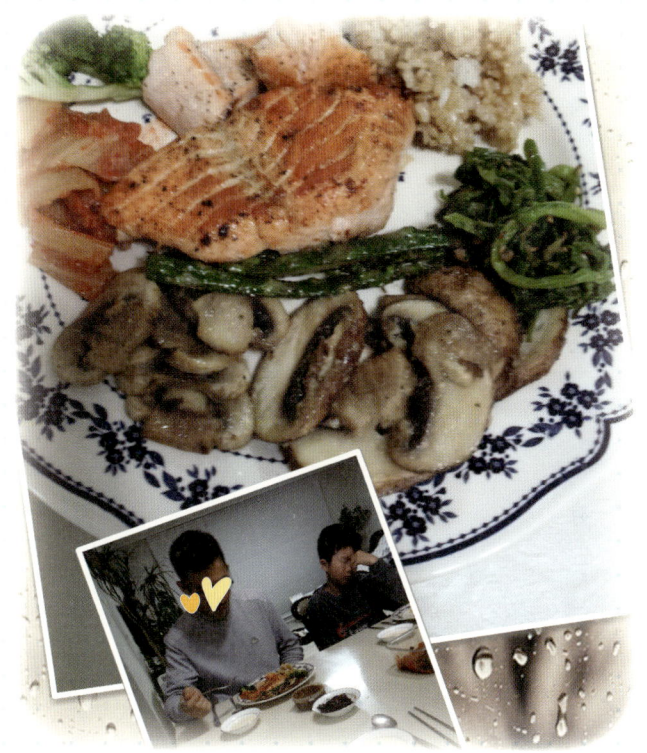

저와 남편이 참 좋아하는 음식재료인데 아들은 너무도 괴로운 모양입니다.
아빠가 아파서 그 좋아하던 햄도 못 먹고 현미잡곡밥에...
울 아들이 고생이 많구나...
그래도 몸에 좋은 것이니 적응하자...

큰 접시에 조금씩 담아보기

암 환자는
대부분 항암치료라든지 방사선치료 등으로 식욕이 없는데다가 거의 간이 없는 민숭맨숭한 맛의 저염식, 무염식의 식사로 쉽게 체중이 줄 수 있습니다.

일주일에 한두 번쯤은 식욕을 돋우기 위해 조금은 색다른 음식을 준비해주세요.

같은 반찬을 먹더라도 큰 접시에 조금씩 동그랗게 둘러 내어놓으면
색다른 느낌도 나겠지요.

중요해요!!!
체중이 줄지 않게 식사 때마다 몸무게를 재어보세요.

체중이 줄면 사이사이 간식을 좀 더 늘리세요.

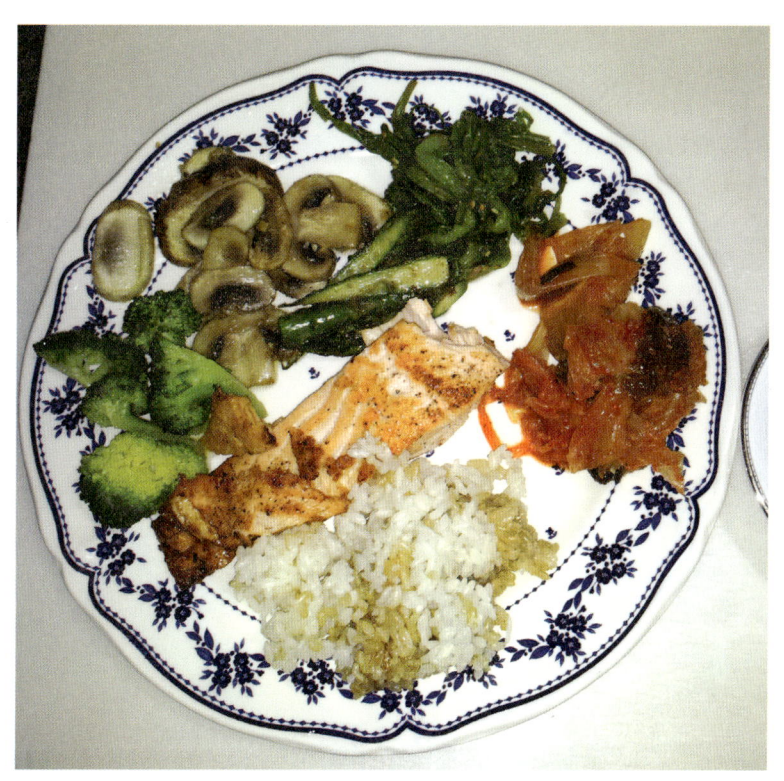

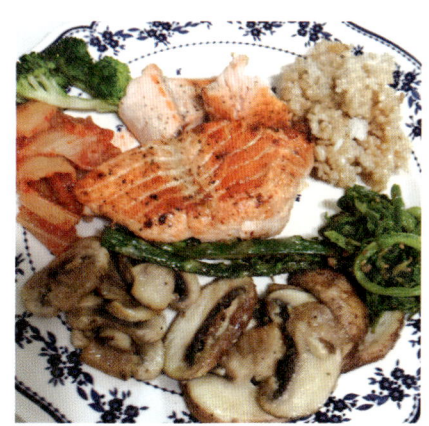

늘 평소에 먹던 반찬들이지만 큰 접시에 조금씩 담아도 색다른 느낌으로 먹을 수 있습니다.

연어와 닭 가슴살도 다른 생선들처럼 한번 먹을 만큼씩 후추를 뿌려 따로 포장해 냉동 보관하면 조리하기 편하답니다.

냉동된 생선은 전자레인지로 해동 후 프라이팬에 올리브유를 두르고 뚜껑을 덮어 아주 약한 불로 완전히 익힙니다.

 ****
밥도 가끔은 찹쌀밥과 현미밥만으로 변화를 주면 지루하지 않답니다.

현미 잡곡 김밥

Ingredients

- 현미 잡곡밥, 김치, 마늘짱아치
- 당근, 브로콜리, 파프리카, 풋고추, 버섯

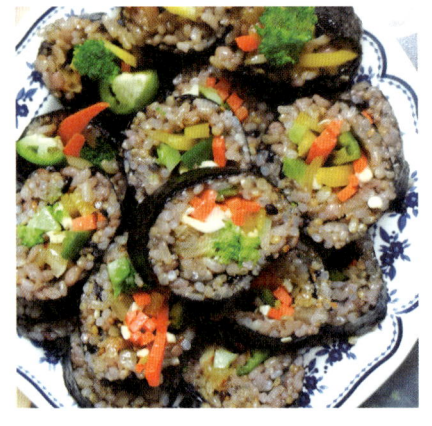

먹는 것에 제한이 많을 수밖에 없는 암환자에게 시중에서의 먹거리는 떨쳐버릴 수 없는 하나의 유혹이지요.
아들과 함께 남편이 평소에 맛나게 먹던 김밥을 먹게 해주고 싶었답니다.

냉장고를 뒤져서 평소 먹던 재료를 넣고 김밥 흉내만 냈답니다.
단무지도 빼고, 햄도 빼고, 어묵과 달걀도 빼니 이렇게 해서 김밥이 되겠는가 싶었네요.

먹어보니 평소 먹던 김밥보다 조금많이 싱겁지만, 그런대로 고소한 맛이 나네요.
풋고추와 파프리카의 아삭거리는 씹히는 느낌도 좋고요.
이밖에 무 싹이나 다른 채소를 바꿔서 넣으시면 되겠지요?

약간의 저염된장을 소스로 넣어도 좋지 싶네요.

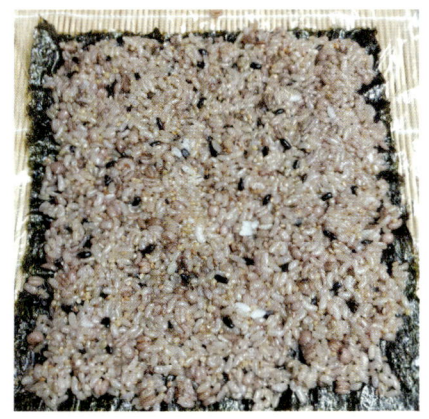

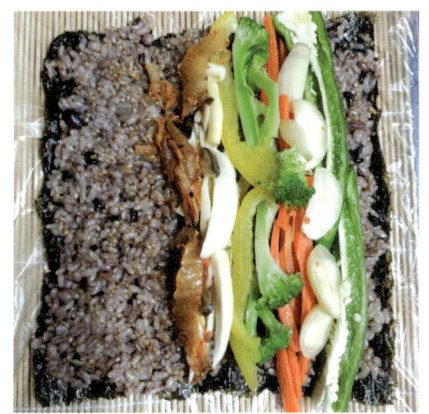

만드는 법

① 제일 먼저 버섯을 채로 썰어
올리브유를 두르고 살짝 볶고
같은 방법으로 당근도 볶는답니다.
브로콜리는 살짝 데쳐 놓고요.
김치도 마지막에 볶아둡니다.
풋고추나 파프리카 마늘장아찌는
익히지 않고 적당히 썰어 아삭하게 넣을
거랍니다.

② 잡곡밥에 참기름과 깨를 넣고 잘 섞어
줍니다. 소금간을 못하니 매실 효소를
좀 넣어서 단맛을 내거나 함초를 넣어도
좋답니다.

③ 잡곡밥을 김에 골고루 잘 펴 놓습니다.
밥을 너무 많이 올리면 김밥이 한입
크기로 안 될 수도 있답니다.

④ 준비한 재료를 올리고 말아주면 끝!
김치로 간을 조절하면 된답니다.

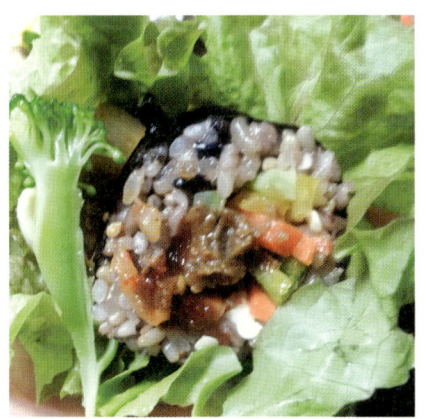

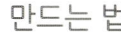 TIP

****
김밥으로 그냥 먹어도 좋지만 요렇게 상추에 현미
잡곡 김밥과 추가할 채소를 얹어 약간의 된장과
함께 쌈으로 먹으면 또다른 재미와 맛을 느낄 수 있
답니다.

야채 잡채

Ingredients

- 당면, 다진마늘, 버섯가루, 후추, 매실 효소, 미역귀 삶은 물
- 파프리카, 양파, 브로콜리, 셀러리, 양송이 버섯, 황금 팽이 버섯
- 풋고추, 참기름, 참깨 등등

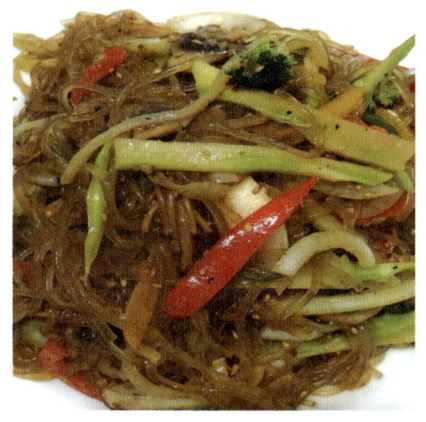

똑같은 기본 반찬에 다양한 생선을 매일 바꿔가며 밥상에 올라와도 가끔은 질릴 때가 있었지요.

이럴 때쯤 한 가지씩 새로운 음식을 올려놓으면 식욕을 유지하는 데 도움이 될듯합니다.

늘 먹는 야채만으로도 잡채가 가능하지요. 고기나 햄을 빼는 대신 각종 야채를 넣으시면 된답니다.
* 소금이나 간장은 넣지 마세요.

버섯은 여러 가지 버섯을 다 넣으면 더 좋답니다.

이외에 당근이나 김치 등 넣을 수 있는 채소는 다 넣는답니다.
콩나물을 넣어도 맛있고요.

꼭 무엇을 넣어야 하는 것이 아니라 집에 있는 재료를 다양하게 넣으면 된답니다.

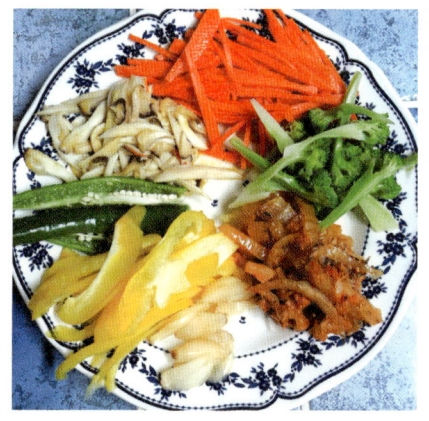

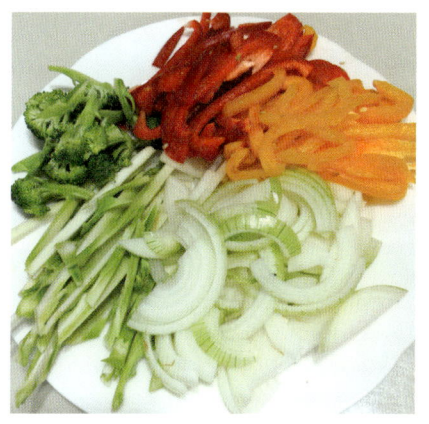

만드는 법

① 우선 당면을 물에 불려놓습니다.

② 색이 흰 재료부터 프라이팬에 들기름과 마늘을 넣고 살짝 볶아 준비해 둡니다.

③ 불린 당면을 끓는 물에 삶아 익힙니다.

④ 당면이 조금 덜 삶아 졌을 때 건져서 미역귀 삶은 물로 자작하게 끓이며 마저 익혀서 건져 놓습니다.

⑤ 준비가 다 된 볶아진 재료에 당면을 넣고 참기름과 후추, 그리고 버섯가루와 매실 효소를 넣고 다시 한 번 볶아냅니다.

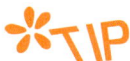 ****

소금이나 간장을 안 쓰는 대신 당면에 짠맛을 좀 가미하기 위해서 미역귀 삶은 물에 당면을 마저 삶는 것이랍니다.

또한 당면의 색을 갈색으로 내고 싶으실 때는 소량의 물에 계피를 진하게 끓여서 넣으면 계피 향도 나고 좋답니다.

카레

Ingredients

- 카레 가루, 울금 가루
- 양파, 감자, 당근, 양송이버섯, 피망, 마늘
- 기타 다양한 채소

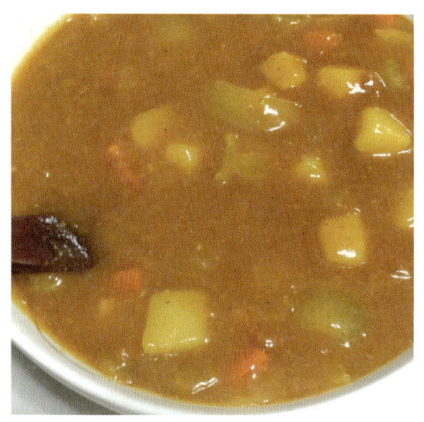

카레의 주원료인 강황에 들어있는 커큐민 성분은 항암 항산화 등의 작용을 하며 암이 발생하는 여러 단계에서 세포의 사이클을 정지시키거나 암세포의 성장에 필수적인 혈관신생을 막는 효과가 있답니다.

또 커큐민은 유방암, 자궁경부암, 위암, 간암, 백혈병, 구강상피세포암, 난소암, 췌장암, 전립선암, 대장암 등 다양한 암에서 암의 발생 과정을 막아 주고, 정상적인 세포에는 전혀 독성이 없으면서 암세포만 스스로 죽도록 유도한다고 하네요.

 ****
잊지 마세요!
암세포가 스스로 죽게 하는 반찬이 또 있었지요?
미역귀의 끈적거리는 물질에 들어있는 후코이단이라는 성분입니다.

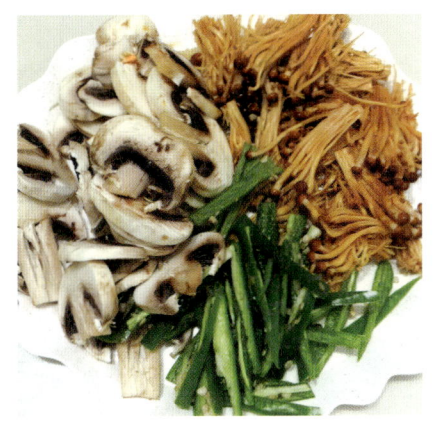

만드는 법

① 프라이팬에 올리브유를 두르고

② 제일 먼저 적당히 깍둑썰기한 감자와 함께 다진 마늘을 넣고 볶는답니다.

③ 당근과 양파, 버섯, 피망 등을 넣고 볶다가

④ 약간의 개똥쑥 끓인 물과 미역귀 삶은 물을 넣고 끓여줍니다.

⑤ 카레 가루와 울금 가루를 섞어서 개똥쑥 끓인 물에 풀어놓고 끓고 있는 재료에 조금씩 넣고 저어가며 계속 끓입니다.

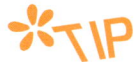 **TIP**

카레의 재료가 되는 남은 야채를 갈아서 넣으면 야채즙이 걸쭉하게 나와서 개똥쑥 끓인 물을 아주 적게 넣어도 된답니다.

기호에 따라 조금 묽게도 걸쭉하게도 조절하세요.

조금 걸쭉하게 만들고 싶을 때는 찹쌀가루나 쌀가루 또는 감자 전분을 물에 풀어서 끓고 있는 카레에 넣어주면 된답니다.

오리백숙, 닭백숙

Ingredients

- 오리(닭), 개똥쑥물의 재료, 양파, 대추, 생강, 다진 마늘

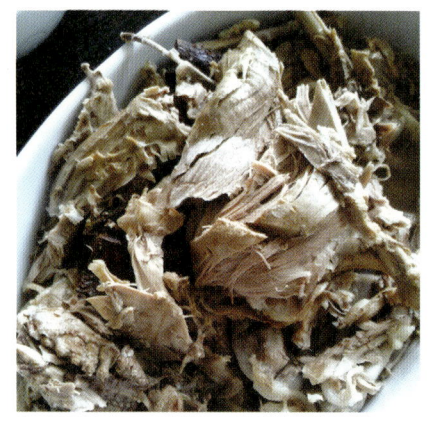

오리는 고단백 영양 식품이며 육류에서는 보기 드문 알칼리성 식품으로 대사 기능이 좋아지고 몸속 독성물질과 노폐물 제거에 많은 도움이 된답니다.

***

암환자에게 육류는 피해야 하며 채식 위주의 식사를 해야 한다고 알고 있답니다.

그렇지만 저는 완전한 채식으로는 힘든 항암치료를 견딜 체력이 안 될듯하여 지방성분이 많은 소고기, 돼지고기를 금하는 대신 기름을 뺀 오리와 닭은 일주일에 한 번 정도 요리를 했답니다.

부족하기 쉬운 단백질 보충을 두부나 콩, 그리고 여러 가지 생선에서 섭취했지만 그래도 부족할 듯하여 오리와 닭을 껍질 벗겨 삶아 살만 먹을 수 있게 했습니다.

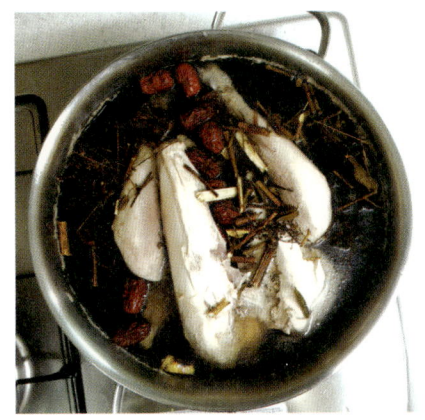

만드는 법

① 오리의 껍질을 모두 벗겨 낸답니다.

② 껍질을 벗긴 오리를 내장을 남김없이 깨끗이 씻어서 물에 담가 핏물을 뺍니다.

③ 냄비에 오리가 반정도 잠길 만큼 물을 넣고 한번 끓인 후 개똥쑥 끓인 물을 오리가 잠길 만큼 부어줍니다.
  ** 개똥쑥 끓인 물이 오리나 닭 특유의 냄새를 잡아주고 한방 향이 나서 좋습니다.

④ 다른 일반 약재 대신 개똥쑥 물의 재료를 넣습니다. 추가로 양파 한 개를 잘게 썰어 넣고 대추와 생강을 넣습니다. 마늘도 통마늘 대신 다진 마늘을 듬뿍 넣고 오랫동안 푹 삶아줍니다.

⑤ 물도 반정도 줄 때쯤 오리 살을 조금 뜯어보면 부드럽게 잘 익었는지 알 수 있답니다.

* 닭백숙도 오리백숙과 같은 방법입니다.

***
오리껍질은 닭 껍질처럼 잘 벗겨지지 않는답니다. 다들 잠든 시간에 새벽까지 세 마리의 껍질을 벗기는데 너무 힘들었답니다.

다음번에는 오리 파는 아저씨게 오리껍질을 벗겨줄 수 없느냐고 했더니 자신 있게 쉽게 벗기는 방법이 있으시다며... 하지만 곧 "아~ 오리는 닭하고 다르구나~ 안 벗겨지네요~?" 쑥스러워 하시더라고요.

그 다음부터는 오리나 닭을 살 때마다 말씀 안드려도 껍질을 벗겨주셔서 좋은 단골이 되었네요.

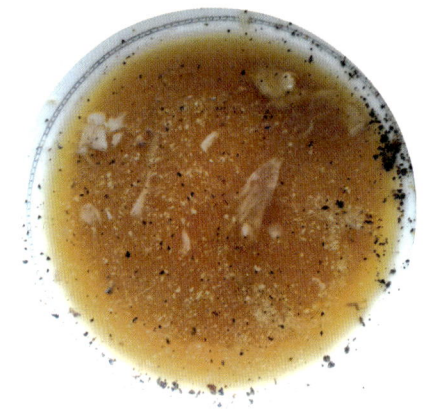

소스 만들기

만드는 법

① 마늘장아찌 반찬의 국물에 미역귀 삶은 물, 다진 마늘, 겨자, 매실 효소, 후추를 넣고 잘 섞어준답니다.

② 된장을 조금 넣어도 괜찮은데 한가지 소스보다 번갈아가며 만들어 먹으면 더 좋답니다.

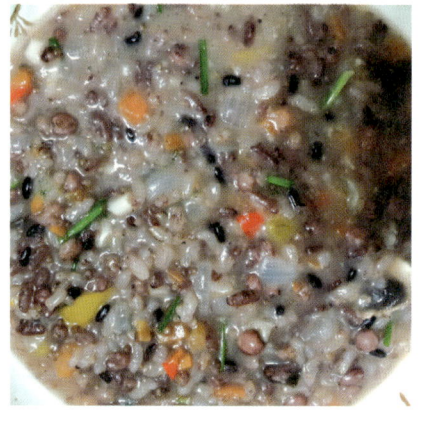

오리죽, 닭죽 만들기

만드는 법

① 남은 오리(닭)살과 잡곡밥에 양송이 버섯, 파프리카, 당근 등 여러 가지 채소와 다진 마늘을 넣고 참기름이나 들기름 또는 올리브유로 잘 볶은 후

② 닭과 오리의 기름기 없는 국물을 넣어 끓입니다.

③ 끓인 후 조금 식힐 겸 미역귀 삶은 물로 약간의 간을 맞춘답니다.

피자

Ingredients

- 현미 가래떡, 김치, 피자 치즈
- 양송이 버섯, 양파, 파프리카, 사과, 브로콜리, 피망, 옥수수
- 토마토, 후추, 미역귀 삶은 물

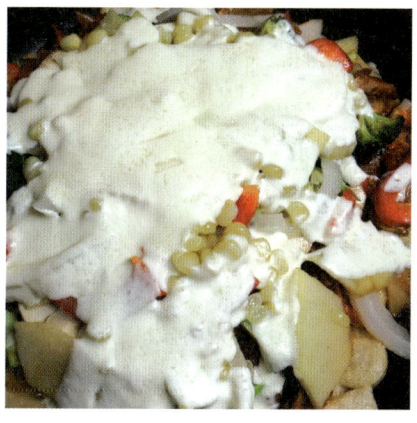

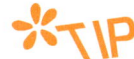 TIP

****

암환자는 밀가루도 먹지 말라고 하더라고요.

시중에 파는 피자는 대부분 밀가루로 되어있는 음식들 인데다가 또 소금이나 조미료가 들어있어서 맘 놓고 먹을 수가 없었답니다.

너무 먹을 수 있는 것이 제한적이어서 나름 있는 재료 로 남편이 먹을 수 있는 피자를 어설프게나마 만들어 봤답니다.

밥 먹는 것이 가끔 물린다 싶을 때 한 번씩 해먹 기 좋답니다.

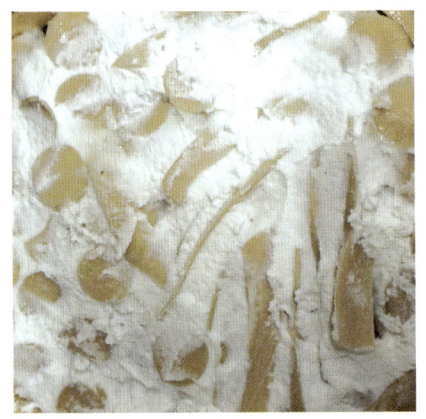

피자 도우 만들기

만드는 법

① 현미 가래떡을 준비합니다.
　피자의 바닥 부분을 밀가루 대신
　현미 가래떡을 이용했답니다.

② 가래떡을 납작하게 썰어서
　프라이팬에 깔고

③ 물과 섞은 감자전분을 사이사이에
　채워넣습니다.

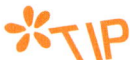 ****
현미 가루나 잡곡 가루로 반죽해서 편하게 만들어
도 좋답니다. 가래떡 썰기 너무 힘이 든답니다.

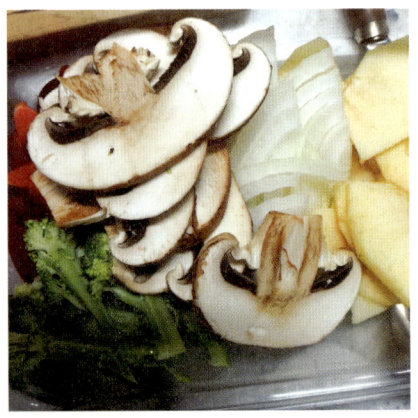

피자 장식 재료 준비하기

만드는 법

④ 피자위에 장식할 재료를 준비합니다.
　양송이 버섯, 양파, 파프리카, 사과,
　브로콜리, 피망, 옥수수, 김치

⑤ 옥수수는 직접 쪄서 알만 골라냅니다.

****
옥수수는 시장에서 파는 찐 옥수수로 하지 마세요. 소금
이나 인공감미료를 많이 넣었답니다.

이밖에 다른 채소와 해물을 넣으셔도 좋답니다.
저는 실험적으로 냉장고에 있는 채소만 갖고 만들어
봤답니다.

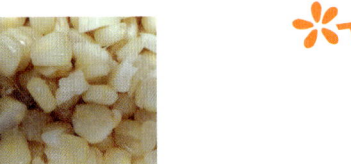

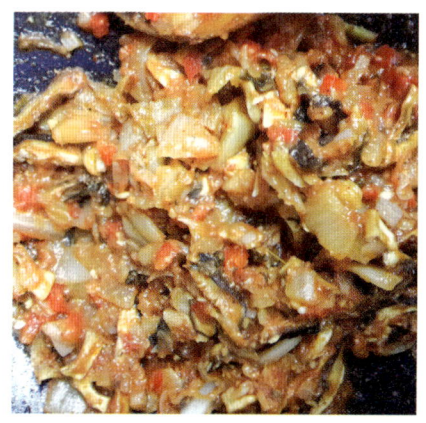

피자 소스 만들기

만드는 법

⑥ 토마토는 믹서기에 갈아 놓고,
  피자 위에 장식할 재료 일부를
  잘게 다져서 간 토마토와 섞어줍니다.

⑦ 미역귀 삶은 물을 붓고 후추를 뿌린 후
  국물이 많지 않도록 끓여줍니다.

 **** 간은 미역귀삶은 물과 김치로 맞춥니다.

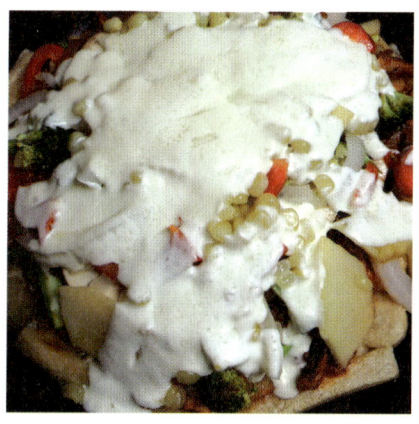

마무리 하기

만드는 법

⑧ 피자 도우 위에 준비한 재료를
  모두 올려놓습니다.

⑨ 제일 마지막으로 피자 치즈를 올려주고
  프라이팬에 뚜껑을 덮어 약한 불로
  오랫동안 익힌답니다.

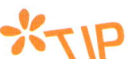 **** 피자 도우를 프라이팬에 노릇하게 구운 후 접시에 담고 재료를 얹어서 전자레인지에 돌려도 좋답니다. 오븐이 있으면 훨씬 편하겠지만 없어도 오롯이 만들 수 있답니다.

보리와 통밀 수제비

Ingredients

- 현미, 통밀, 보리, 잡곡 등
- 버섯, 버섯가루, 다진 마늘, 조개, 양파, 파, 후추, 구운 김 가루
- 미역귀 삶은 물, 개똥쑥 끓인 물

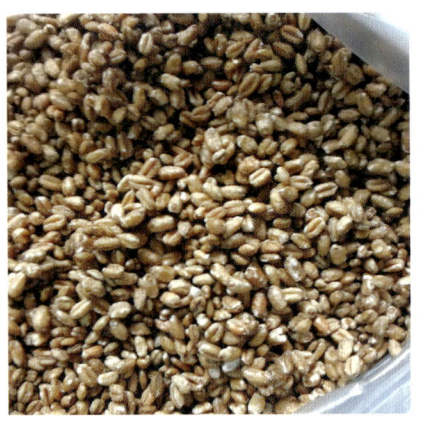

그동안에는 남편과 같은 암환자는 먹을 수 있는 것이 너무 없다는 막연한 생각을 많이 했답니다.

대부분 밥 외에 즐겨 먹던 것이 밀가루로 된 것이 많았기 때문이었답니다.

그런데 밀가루 대신 맘 놓고 먹을 수 있는 다른 것으로 바꾸면 얼마든지 만들어 먹을 수 있는 것을 알았답니다.

그중에 밥으로 먹는 현미와 보리, 통밀, 잡곡 등을 밀가루 대신 쓰는 것이지요.

이것을 가루로 내서 수제비도 만들고 칼국수도 만들 수 있답니다.

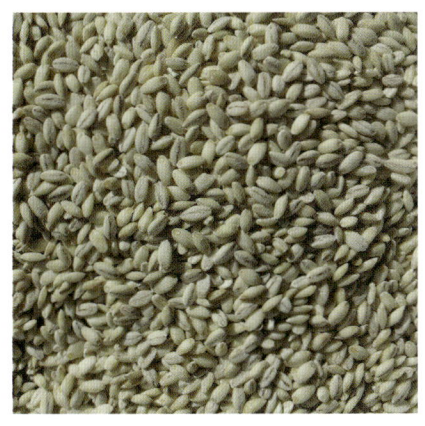

만드는 법

① 곡물가루에 미역귀 삶은 물과
   개똥쑥 끓인 물로 반죽을 해놓습니다.

② 개똥쑥 물과 미역귀 삶은 물을
   냄비에 붓고 조개와 나머지 재료들을
   넣고 끓이다가

③ 반죽을 조금씩 얇게 떼어 넣어줍니다.

④ 다 끓여지면 파와 후추 그리고
   구운 김 가루를 넣어준답니다.

✽✽ 칼국수도 같은 방법이랍니다.
   단지 반죽을 조금 되게 해서 얇게 편 후에
   길게 잘라주시면 됩니다.

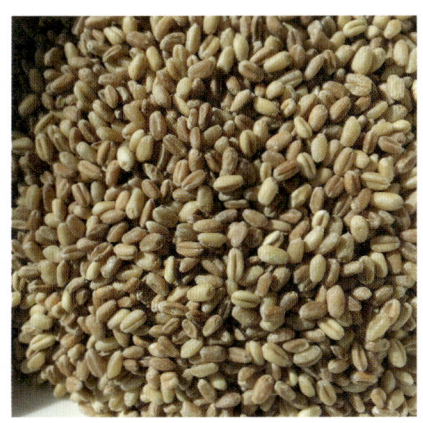

✽✽✽✽ 저는 보리와 통밀을 쌀가루 빻듯이 가루를 내려고 물에 하루 반나절 푹 담가서 불린 후 물기를 건져서 방앗간에 갖고 갔더니 가루로 못 만든다네요.
보리와 밀은 물려서 물에 불리면 안 되고 살짝 씻어서 바로 가루로 내야 한다더라고요.
저는 다시 갖고 와서 식품건조기에 다시 일일이 널어서 말렸답니다. 말린 보리와 통밀은 믹서기로 갈고 채로 받쳐서 온종일 애먹었네요.
저만 몰랐던가요?
잊지 마세요! 보리와 통밀은 물에 불려서 가루를 만드는 것이 아니랍니다.

식욕 돋우기 위해 불판 이용하기

Ingredients

- 닭 가슴살, 병어, 갑오징어, 문어 등 구울 수 있는 각종 재료
- 표고버섯, 양송이버섯, 새송이버섯, 감자, 양파, 통마늘
- 브로콜리, 파프리카, 풋고추, 상추, 김치, 된장 등

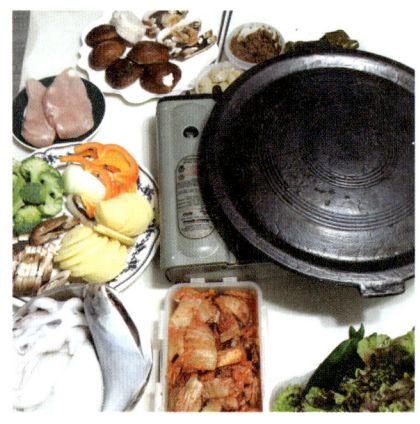

소고기, 돼지고기를 굽지 못하는 대신 여러 해물과 닭가슴살 등을 불판에 구워봅니다.

타지 않게 약한 불로 구워야 하며 불판에 기름을 좀 충분히 먹인 후에 생선을 올려야 달라붙지 않네요.

속까지 확실히 익혀 드셔야 합니다.

절대! 태우면 안된답니다. 명심하세요.

***
마음 같아서는 맛나게 숯불에 확 굽고 싶었는데… 아쉬운 대로 불판을 이용했네요. 태우지 않기 위해 약한 불로 굽기 때문에 시간도 오래 걸리고 정말 힘들어요. 하지만 먹는 의미 외에 재미와 식욕을 돋우는 데는 성공했답니다.

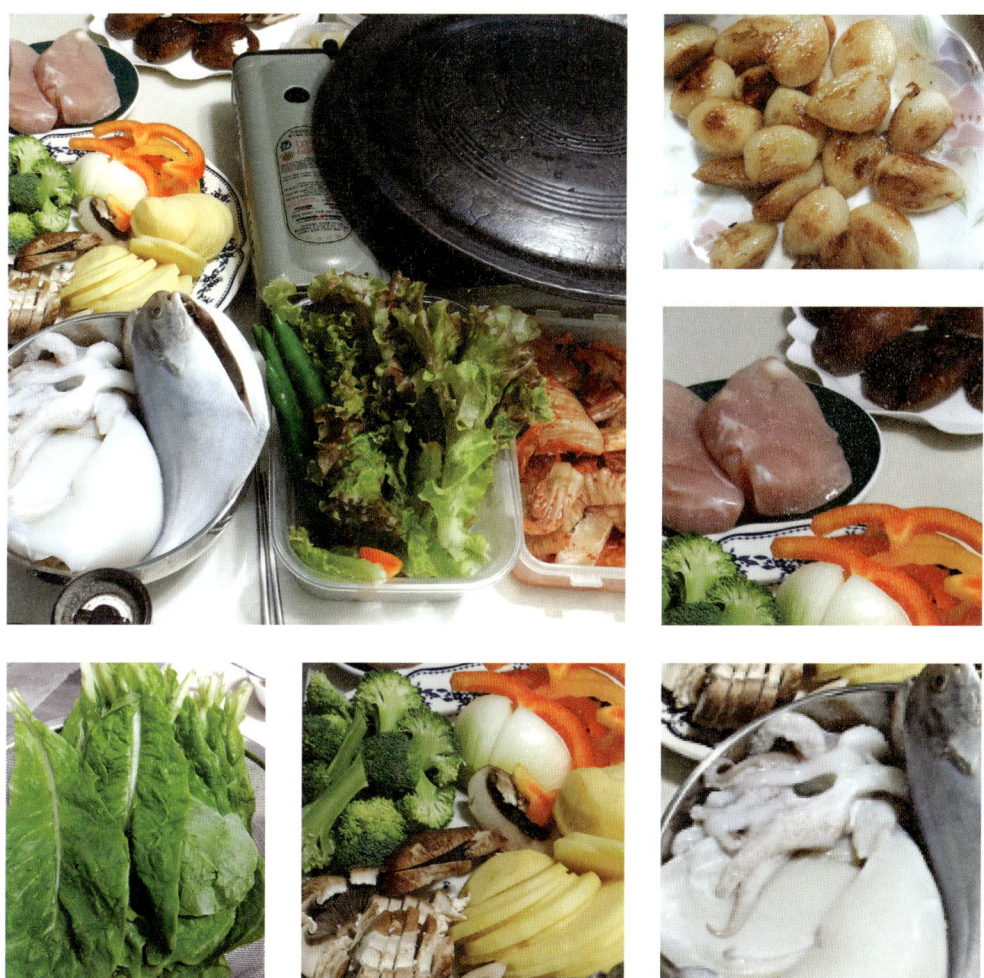

131

어디...
직접 만들고
길러보자!

어디...
직접 만들고 길러보자!

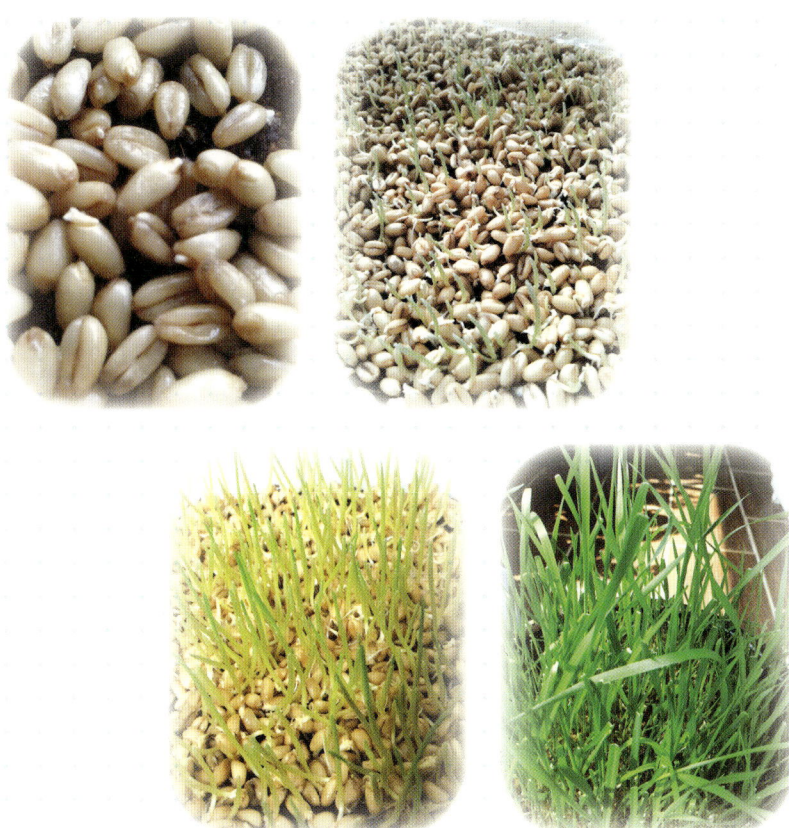

청국장 만들기

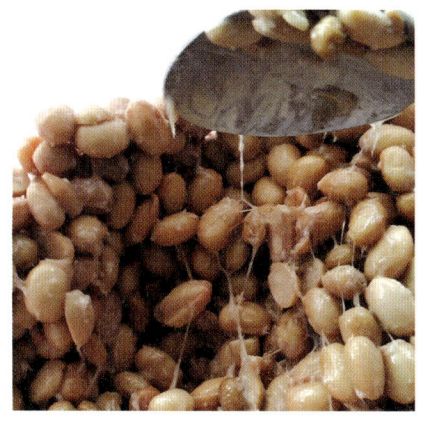

Ingredients

- 백태와 물과 불 그리고 노력과 정성의 시간

처음 만든 청국장치고는 기대 이상이었답니다. 청국장에 끈적이는 실도 정말 많이도 나왔고요.

별일도 다 있습니다.
제가 청국장을 단방에 성공을 하다니요~

늘 성공하시는 주부님들이 보시면 한참 웃으시겠는 걸요.

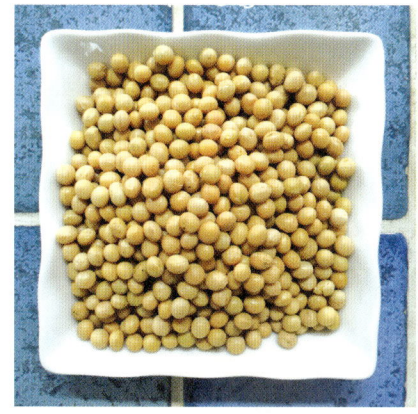

백태

청국장 만드는 콩의 이름이 백태라는 사실을 처음 알았답니다.
그동안 그냥 메주콩으로 알고 있었네요.
청국장이 암환자에게도 무척 좋다니까 많이 먹어야겠는데...

그동안 친정에서 갖다 먹어만 봐서 힘드시게 많이 만들어 달라기도 죄송하고 사서 먹기는 왠지 맘이 놓이지 않으니 직접 만들어 볼 밖에요.
생전 처음으로 청국장 만들기에 도전해 보았네요.
남들도 다하는데 나라고 못할까요...

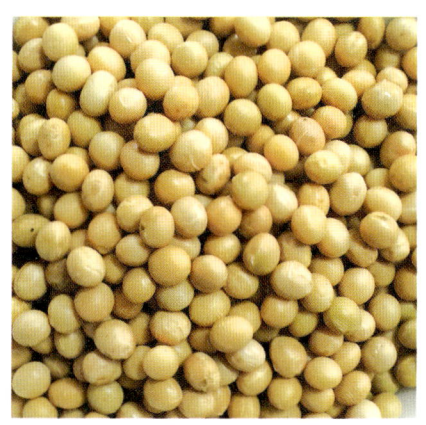

만드는 법

① 혹시 모르니 썩은 콩이나 덜 여문 콩 등 이물질을 골라내서 건강하고 예쁜 콩으로만 깨끗이 씻어서 물에 불려야 합니다.

✳︎ TIP

✱✱✱✱
저는 저녁 7시에 물에 담가놓고 다음날 오후 6시에 건져 냈답니다. 꼬박 하루 정도 걸려서 불리는 동안 콩이 어찌나 커지는지 커지는 만큼 물을 너무 잘 먹어서 수시로 물을 보충도 해줬고요. 혹시 상할까 봐 자주자주 물을 갈아줬답니다. 특히나 더운 여름철에는 물에 담가놓은 콩이 상할 수도 있답니다. 자주자주 물을 갈아주어야겠더라고요. 오랫동안 많이 불릴수록 삶기가 편하답니다.

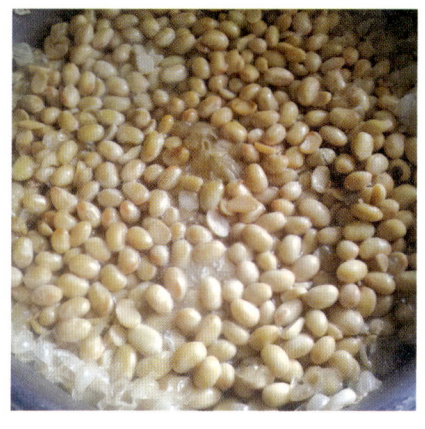

콩 삶기

만드는 법

② 콩 삶을 큰 용기에 잘 씻은 콩을 넣고 물을 충분히 부어 삶아주세요.
✱✱ 용기가 커야 중간중간 물을 부어줄 필요도 없고, 콩 삶은 물이 넘치기도 덜 하고, 눌거나 타기도...

③ 삶은 콩을 하나 건져서 손으로 눌러봤을 때 거칠지 않고 부드럽게 으깨질 때까지 삶아야 합니다.

✱✱✱
저는 그릇이 작아서 끓기 시작하면 바로 넘쳐서 불을 최대한 약하게 할 수밖에 없었고요. 물은 또 왜 이리 빨리 닳는지 익히는 내내 수시로 물을 부어 줬답니다. 그래서 콩이 익는 시간이 더 오래 걸렸나 봅니다. 삶을 때 콩 껍질이 위로 떠올라서 저는 걷어 버렸는데 저 껍질이 더 약이 되지 않을까 싶네요.

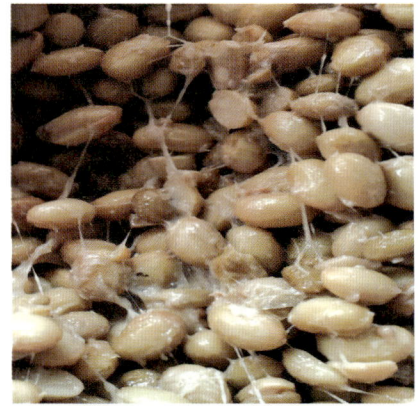

청국장 띄우기

만드는 법

④ 삶아진 콩을 체에 받쳐서 물기를 빼고

⑤ 뜨거울 때 그릇에 담아 이불로 꽁꽁 싸둡니다.

✱✱ 전기장판에 불을 약하게 켜놓고 그 위에 놔두면 더 빨리 청국장이 된답니다.

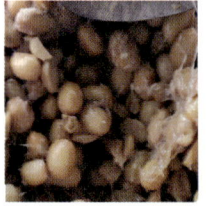
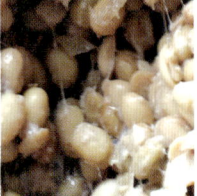

완성된 청국장을 절구로 찧어놓기도 했고 콩의 모양 그대로 놔두기도 했답니다.
한번 끓여 먹을 만큼씩 작게 따로 담아 냉동 보관한답니다.

청국장에 흔히 소금을 넣으시는데 저는 소금을 넣지 않았답니다.
넣지 않은 이유는 이제 다 아시죠?

저염식...
국을 끓일 때 미역귀 삶은 물로 간을 맞출 수 있네요.

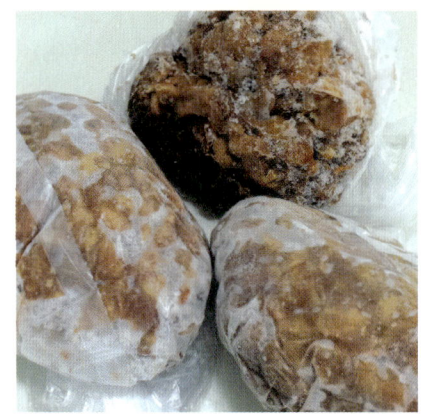

✱✱✱✱
저는 전기장판과 식품건조기에도 시간과 온도를 맞추고 만들어 보기도 했네요.

빨리 되는 건 식품건조기를 이용하는 것이고요.

시간은 걸리지만, 이불로 덮어놓은 것이 더 청국장 향도 끈적이는 실도 더 많이 나왔답니다.

양파&뽕잎 막걸리 식초 만들기

Ingredients

、양파, 뽕잎, 생막걸리

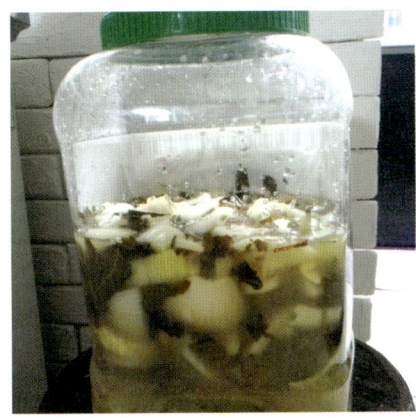

만드는 법

방법은 아주 간단하답니다.

① 쌀로 만든 생막걸리에

② 넣고 싶은 재료를 넣고 밀봉 후

③ 그늘진 곳에서 가끔 흔들어 섞어주며, 한 달에서 두 달 정도 기다리면 식초 물과 초눈이 나누어 집니다.
   ** 집안 온도에 따라 기간은 달라진답니다.

④ 체에 밭쳐서 맑은 식초 물만 따로 병에 담으면 됩니다.

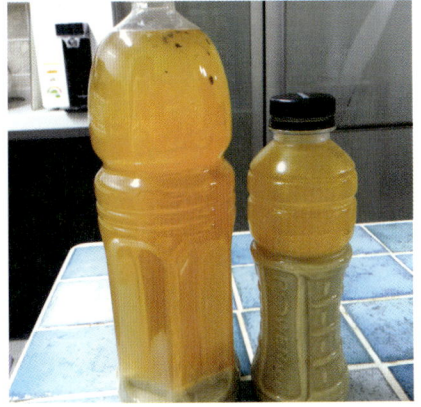

****
저는 집에 있는 재료 중에 양파와 뽕잎을 넣었네요.
다음에는 좀 더 달콤한 재료를 넣을까 합니다.

처음엔 입구를 천으로 덮어 고무줄로 묶어놨는데 초파리들이 냄새를 맡고 어찌나 달라붙어 있는지...
바로 뚜껑을 꽉 닫아 밀봉했답니다.
가끔가끔 뚜껑을 열고 공기도 넣어주면서 가라앉은 뿌연 막걸리를 흔들어 섞어주는 것을 반복했답니다.

아! 가라앉은 초눈에 다시 막걸리를 붓기만 하면 계속 식초를 만들 수 있답니다.

*TIP

밀 싹 키우기

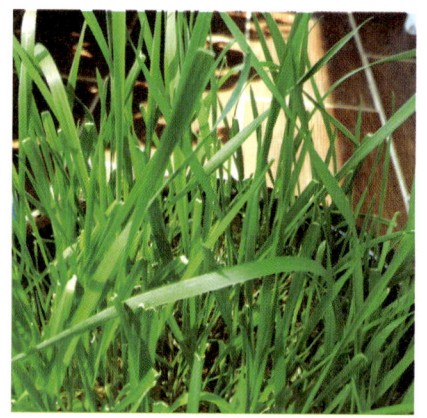

밀 싹 1kg은 일반 채소의 23kg과 맞먹는 영양이 들어있답니다.

밀 싹에는 풍부한 엽록소가 들어있어서 간과 장을 정화하며 체내의 독소를 제거한답니다.

밀 싹은 몸속에 좋지 않은 림프계를 청소하는데 상처나 염증으로 인해 림프에 쌓인 나쁜 점액질을 분해하여 배설되도록 합니다.

특히 암세포의 증식을 억제하며 백혈구를 증가시킵니다.

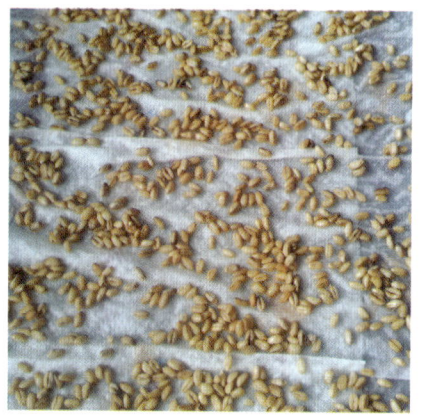

키우는 법

① 쟁반에 키친타올을 깔고 물을 부어줍니다.

② 통밀을 그 위에 뿌려놓고 마르지 않도록 분무기로 자주자주 뿌려줍니다.

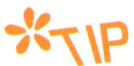 하루 정도 그냥 물에 담가 불려놓으면 고생을 덜 한답니다.

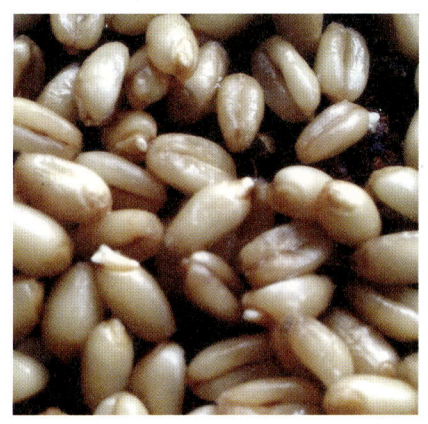

③ 통밀이 더 통통해지고 통밀 눈이
   하얗게 얼굴을 내밀었을 때 상토에
   살짝 흩뿌려줍니다.
   ** 흙 속에 심지 마시고 위에 깔아놓는답니다.

***
생명의 신비로움입니다.
이 생명력으로 병이 치유되기를 바랄 뿐입니다.

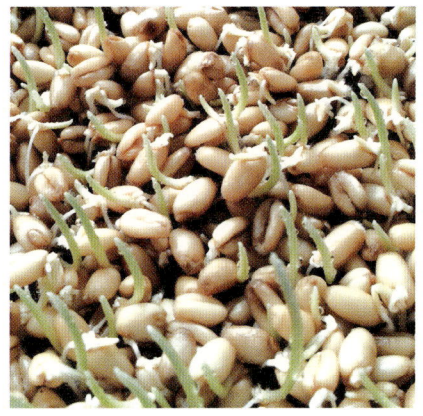

④ 밀 싹이 초록 옷으로 갈아입기
   시작합니다. 요맘때는 하루가 다르게
   자라는 것이 아니라 시간단위로 빠르게
   자란답니다.
   싹이 마르지 않게 가끔 물을 분무해
   주어야 합니다. 이만큼이 되기까지가
   시간이 너무 걸렸네요.

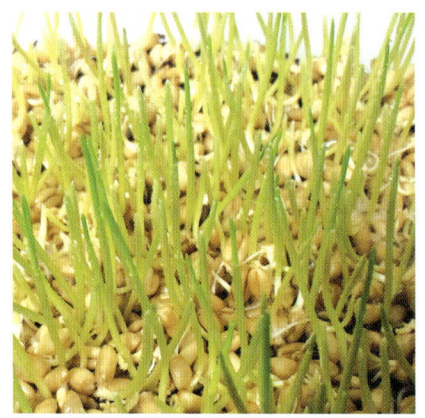

⑤ 많이 자랐는데요. 10cm 정도 자라야 먹을 수 있답니다. 아직 더 자라야 해요.

밀 싹이 마르지 않게 물을 분무합니다.
그렇지만 너무 물을 많이 주면 밀 싹에 하얀 곰팡이가 핀답니다.
밀 싹과는 상관없다는 말이 있지만, 왠지 편치는 않답니다

통풍이 잘되고 밀 싹의 뿌리가 확실히 상토에 내렸을 때는 가끔 밀 싹에만 물을 분무하시고 다른 화초들처럼 물을 주시면 된답니다.

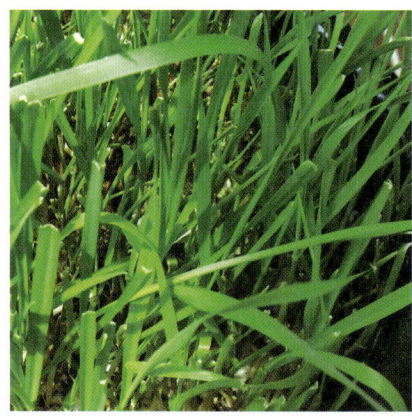

⑥ 밀 싹이 이만큼이나 잘 자랐답니다.
한번 잘라서 즙을 내고,
또 이만큼 자랐어요.
고맙다. 잘 자라줘서...

✱TIP

✱✱✱✱
항암 치료할 때는 냄새에 민감해진답니다.
평소에 아무렇지 않게 맡던 것도 너무 강해서 역해지나 봅니다.
남편은 항암치료 전에는 밀 싹 즙만으로도 약이라 하며 잘 마셔 줬는데 첫 번째 항암 주사 맞고부터는 풀냄새를 너무 맡기 싫어했답니다.
밀 싹과 다른 단맛 나는 과일과 함께 즙을 내서 겨우 먹곤 했는데 한 달 정도 지나니 점점 몸이 좋아지면서 냄새에 대해 전처럼 민감하게 반응을 보이진 않았답니다.

와송 키우기

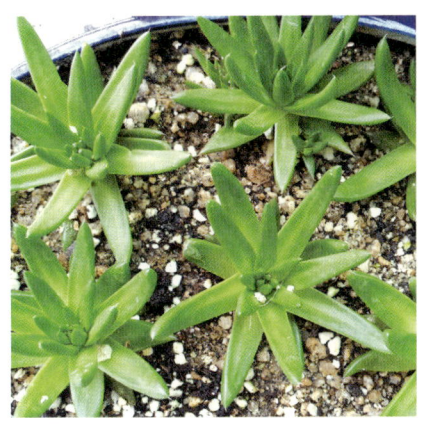

키우는 법

① 물빠짐이 잘되는 화분 보다는
아주 약간의 수분을 머금고 있을 수
있는 화분을 준비해 주세요.

② 거름은 아주 조금만 주시면 좋습니다.
자연에서 자라는 와송을 보면 주변에
썩은 낙엽이 있는 것을 볼 수 있거든요.

③ 흙에 구멍을 파서 뿌리는 넣고
머리는 흙 위로 나오게 심으세요.

④ 물은 너무 많이 그리고 자주 주면
와송이 물러지기 때문에 흙이 말랐다
싶을 때 분무기로 잎에 뿌려주면
잘 자란답니다. 강하게 키우세요.

⑤ 와송은 햇빛을 좋아하는데요.
빛 양에 따라 와송의 색깔이 달라지는
것을 알 수 있습니다.
연한 녹색부터 밤색, 보라색에
이르기까지 다양해 지네요.

 ****
와송도 항암효과에 좋다고 많이 알려졌답니다.
아직 남편은 와송의 맛을 못봤네요.

개똥쑥 키우기

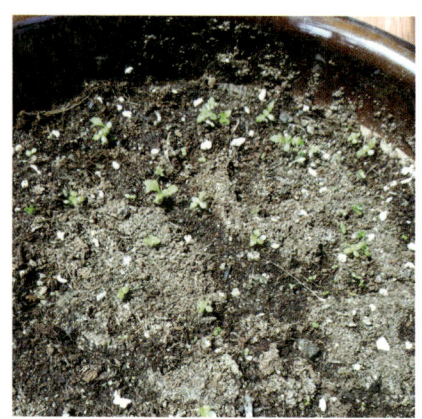

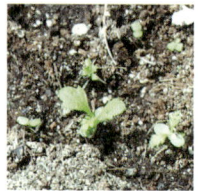 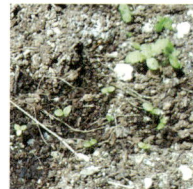

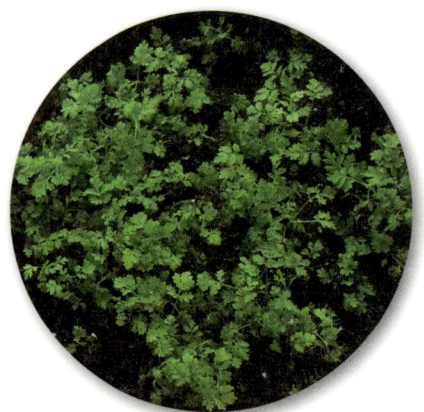

키우는 법

① 개똥쑥 씨앗을 구했습니다.
　개똥쑥 씨앗은 눈에도 안보일 정도로
　정말 작습니다.

② 물을 충분히 주고, 그 촉촉한 흙에
　그냥 뿌렸습니다.
　** 흙을 덮으면 싹이 잘 안 나더라고요.

③ 물은 분무기로 자주 뿌려주시고
　또 따듯하게 해주시면 됩니다.

④ 한 일주일 정도 지나면 싹이 나는데,
　씨앗도 그랬듯이 싹도 작습니다.
　정성들여 하나씩 작은 화분으로 옮겨
　심어줍니다.

⑤ 물을 좋아하기는 한데 흥건하게 주면
　안 되고요. 한여름 햇빛이 너무 강하면
　잎이 마르기 때문에 살짝 가려 주셔도
　좋습니다.

** 개똥쑥 새싹이 너무 이쁘네요.

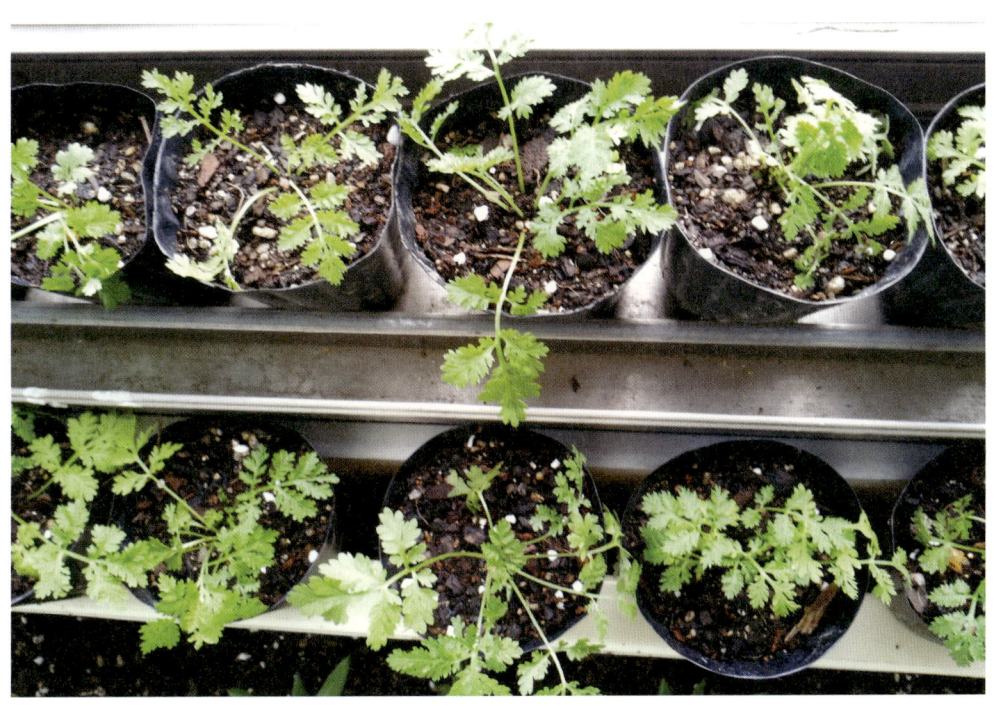

***
개똥쑥 모종도 팔지만, 눈에 보이지도 않는 먼지 같은 씨앗을 뿌려봤답니다.
희망의 새싹들이 참 많이도 올라왔답니다.
조금 자란 개똥쑥이 모종 크기 정도 되어 작은 화분에 한 개씩 옮겨 심어보니
너무 많아서 주변 분들에게 인심을 썼네요.

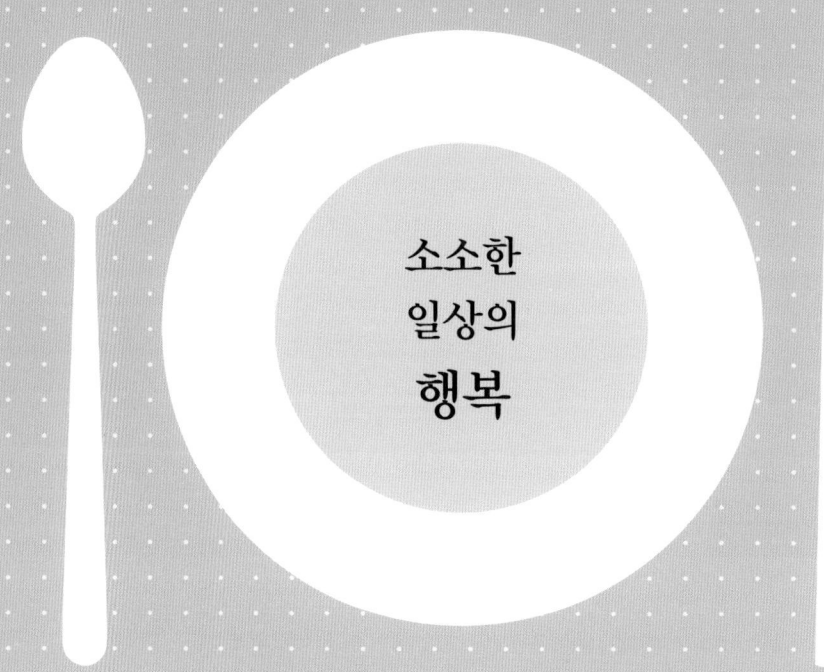

소소한
일상의
행복

소소한 일상의 행복
(환자를 가능한 웃게...)

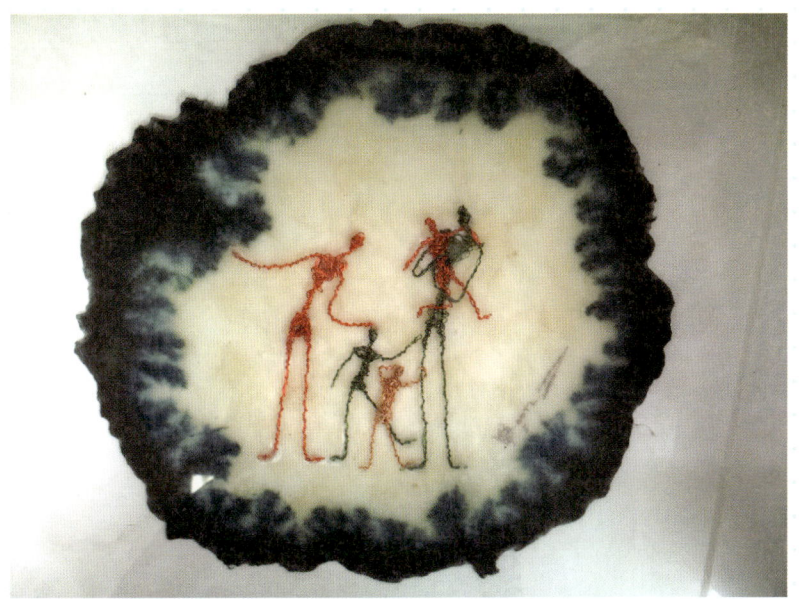

2002. 겨울 - 행복한 가족

남편이 아프고 난 뒤부터
대단한 것도 특별할 것도 없는 소소한 일상의 찰라 마저도
흘려보내 버리기가 아까웠다...
어느 순간부터 내 휴대폰 카메라가 바빠지고
남편의 사진이 저장되기 시작했다...

아들과 야밤의 데이트

부지런히 화실 수업을 마치고 여러 가지 녹즙과 과일즙, 그리고 개똥쑥 끓인 물을 가지고 남편이 입원해 있는 신촌 세브란스 병원으로 서둘러 가야 한다.

기필코 따라가겠다고 졸라대는 아들....
짐도 많은데 버스를 타고 밤길을 가야 하는데...
아들아~ 너마저도 짐이다...

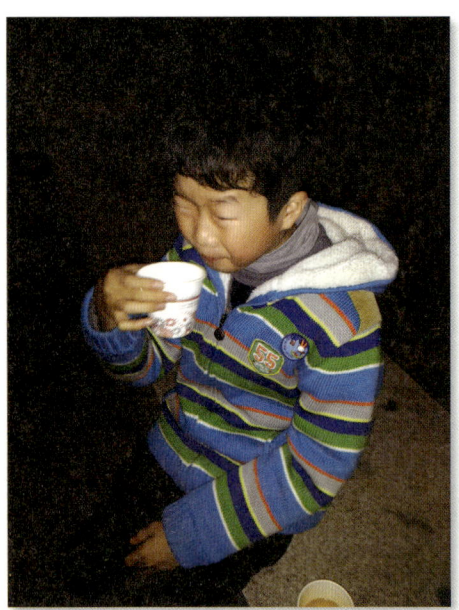

처음으로 아들과 버스를 타고
연대 앞에 도착했다.
밤 공기라 좀 춥기도 해서 그런지
길거리 포장마차에서 어묵을 먹자고 하네.

어묵 한 개씩 먹고 뜨거운 어묵 국물도
한 컵씩 들고 잠시 연대 정문 옆에 앉아
잠시 휴식 중...

뜨거운 국물...
여태 식혀가며 먹어본 적이 없는 아들...
주의하라 했건만 겁 없이 홀짝 마시다가 혀를 데었네....

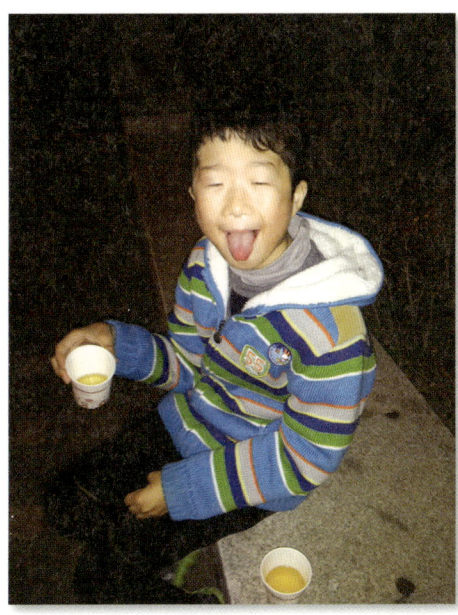

많이 아프냐....
다 경험이다....
그동안 엄마가 호~호~불어서
알맞게 식혀 준 것만 먹었지?

근데.. 요즘...
아빠한테 신경 쓰느라
갑자기 동우에게 신경을 못 써주는 것 같아
미안하다.

두 번째 버스여행

일산에서 서울 친정에 버스 두 번 갈아타고 2시간 반이 더 걸려서 하루 자고, 또다시 그 길을 버스타고 집으로 간다...

남편의 빈자리가 벌써 너무 크구나...
나를 보내는 친정 부모님의
걱정스러운 눈빛도 남고...
온 세상이 우울하구나...

좌석 버스로 갈아타고 1시간을
더 가야 한다.
동우는 벌써 지친듯하다.
졸린 지 잠을 잔다면서 신발을
벗어도 되느냐고 묻는다.

네 맘대로 편히 벗어라.

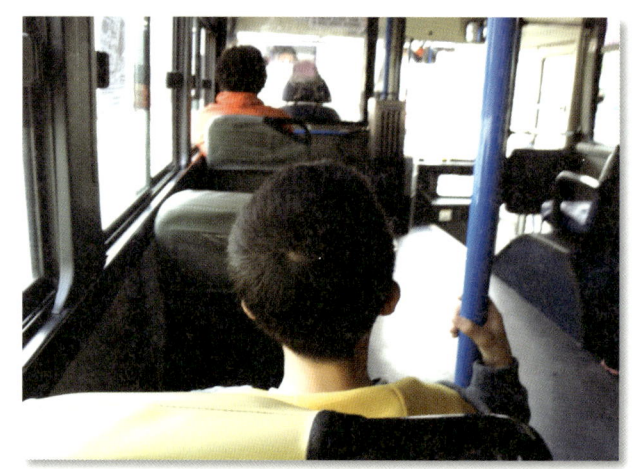

차가 움직일 때마다 동우 신발도 따라 움직인다.

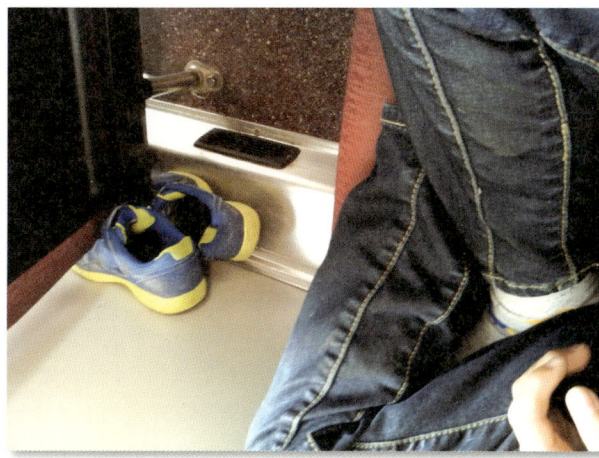

갑자기 신발을 의자 사이에
야무지게도 끼워놓네...
그 모습에 한참을 웃었다.

잠에 취해 자는
아들의 모습을 보니...
왜 이렇게 안쓰럽고
눈물이 나는 게냐...

덜컹거리는 차 때문에 깜짝깜짝 놀라기도 하고 불편해서 다리를 폈다 오므리기를 반복한다.

내가 지금 아들을 편하게 눕힐 수가 없다.
내가 해줄 것이 없네...
지금 내가 해줄 것이 없네...

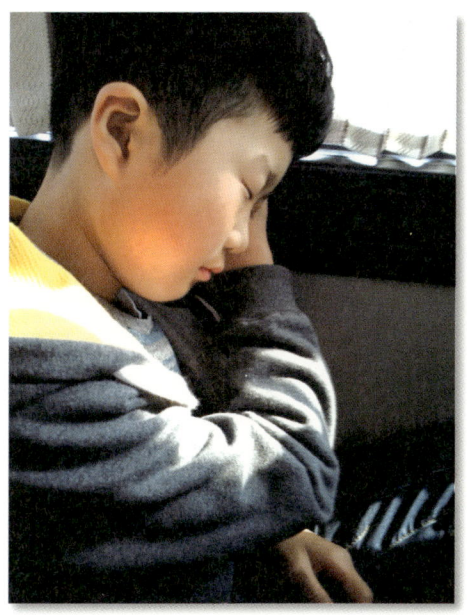

· · ·

미안하다... 미안하다...

운동

남편은 항암치료를 하면서 집 앞 공원에서 걷기 운동을 시작했다.
운동하러 갈 때마다 창문 너머 남편을 본다. 예전에는 저 길이 참으로 활력이 넘쳤고 자기 관리 하는 부지런한 이웃들이 운동하는 곳으로 보였다.
이젠 남편이 걷는 지금의 그 길이 왜 이리도 슬프고 쓸쓸한 길로 보이는지…
운동하는 여러 명의 사람이 줄지어 걷는 것을 보면…
이젠 모두 아픈 사람으로 느껴진다.

사람이 참….
처한 환경과 생각에 따라
같은 사물도 다르게 보이고 그리고
느껴지는가 보다.
따뜻한 봄이 오면 좀 다르게 느껴지려나…

길가에 때 이른 꽃봉오리를 보면서
이 꽃이 필 때 남편도 같이 볼 수 있으려나…
하는 생각을 해본다.

그때까지라도 꼭 잘 견뎌…

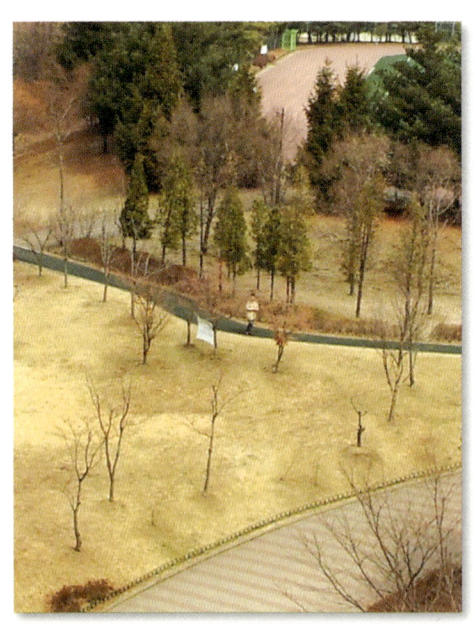

호전

오늘은 금식하고 혈액검사하고 진료 보는 날...
피검사 후 2시간에서 3시간을 더 기다려야 진료를 본다.

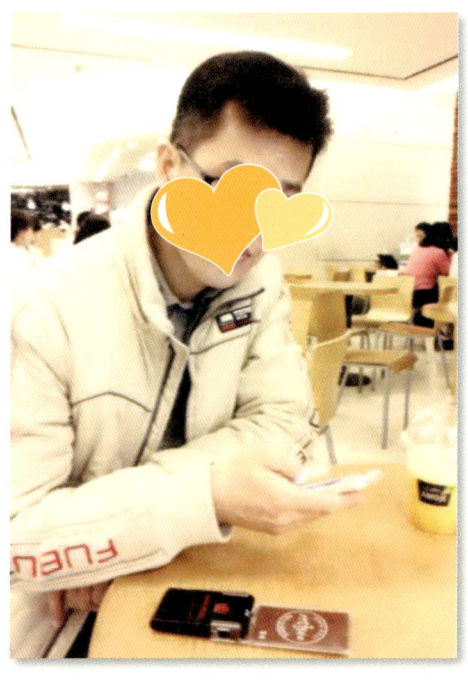

병원에서 늦은 아침 식사를 하고
항상 남편은 시럽과 얼음이 없는
생과일주스를 마신다.

요즘 혈색이 아주 좋다는 소리를
자주 듣는다.
그도 그럴 것이 담관암 환자는 황달 증상이
흔하다.

게다가 남편은 이미 간에 제일 큰
암 덩어리가 있는 말기 암 환자인지라
혈색이 좋을 리가 없다.
다행히 식이요법을 시작한 후로 몸무게도 늘고
통증도 없고 혈색도 좋아졌다.

오랜만에 기습사진을 찍어본다. 표정이 무슨 일인가...? 하는 표정이다.

가족과의 첫 산책

항상 꿈꿔왔던 행복한 가족의 모습이다.
한 번도 저녁을 먹고 이런 여유로운 시간이 없었다.
둘 다 퇴근하고 저녁 먹고 치우고 쉬기도 피곤했다.

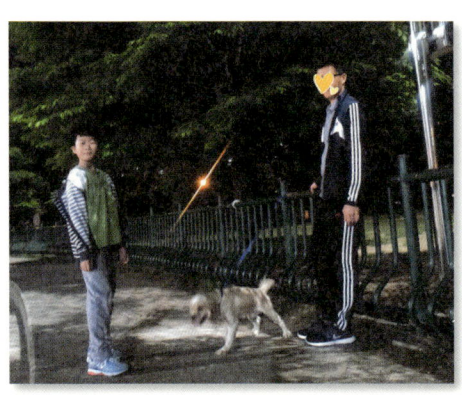

남편이 아프고 나서야
아들과 함께 이런 시간을 갖게 되다니...

그동안 시간이 없었던 것보다는
행복 찾기에 게을렀던 것이겠지.

앞으로라도 최선을 다해 행복해져 보자...

오후 산책

점심식사를 한뒤 나는 화실로 출근하고
남편은 공원서 운동을 할 것이다.

중산공원을 가로질러 화실이 있으니
잠시 함께 걸어본다.

오후 햇볕이 너무도 심하게 따갑지만
비타민 D야 남편 몸속으로 다 스며들어라~

걷는 길에 그림자가 앞선다.

어라~? 그림자가 진짜 다정해 뵌다...

기념으로 순간 포착이다.

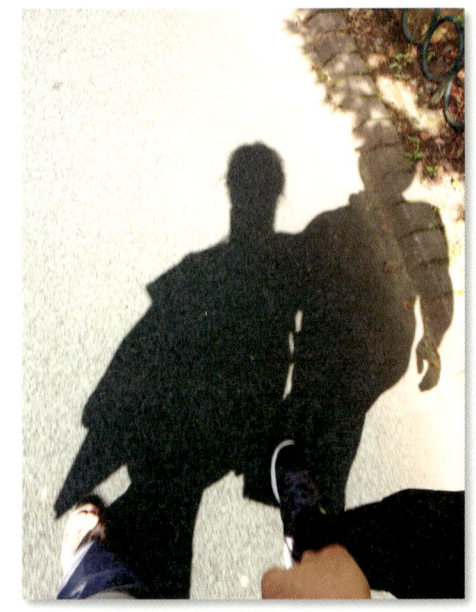

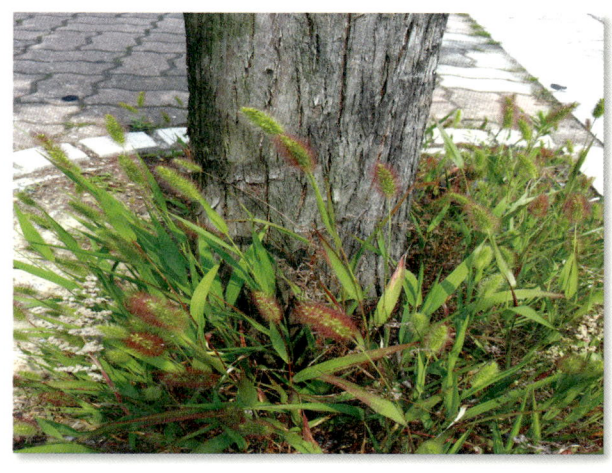

대학 다니기도 전
아주 예전부터
전원생활을 꿈꿔왔는데

요즘 들어 더욱더
시골로 가고 싶어진다.

여느 때와 같이
출근길에 보이는 나무 밑둥...

미쳐 손이 닿지 않아
잡풀이 우거져있는 그런 잡풀이
정말 예뻐 보인다.

보도블록 사이로도 살아보겠다고
용케도 힘겹게 삐죽 나온 여린 잡풀이
왜 이리 예뻐 보이던지...

다음엔 내 마당 내 돌담 틈 사이에서
꼭 보리라...

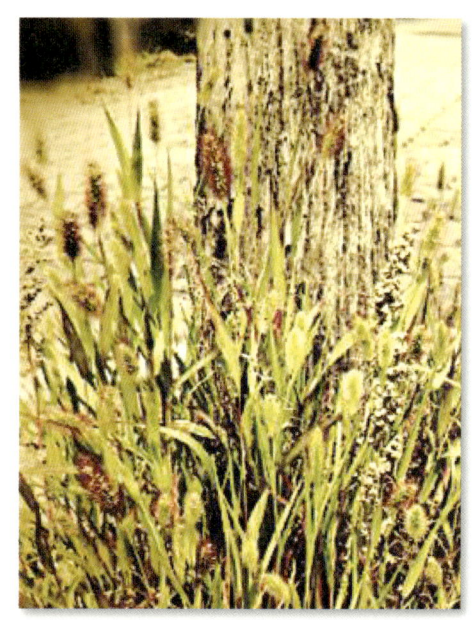

중산공원의 계절

* 중산공원의 가을

내장산으로 단풍구경 안가도
내 눈이 호강하는구나.

* 중산공원의 늦가을

늦가을 서리가 내려앉아
너무도 예쁜 눈꽃이 되었다.

* 중산공원의 겨울

지난겨울~

눈도 참 많이도 왔고
춥기도 했지만,
서울에서는 보지 못했던 풍경을
이곳에서 눈이 호강하며
원 없이 보고 있다.

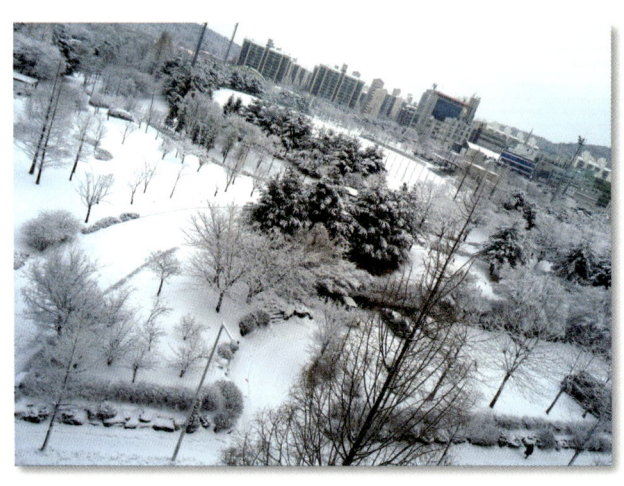

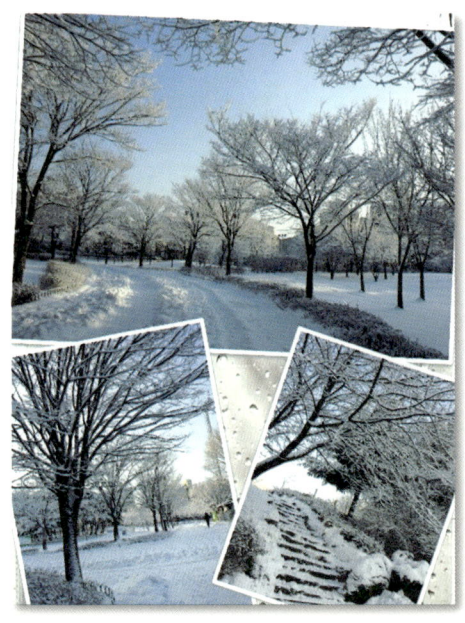

서울 생활을 접게 한 이유 중에
중산공원이 한몫했다.
전원생활의 꿈도
조금은 망설이게 하는 공원…
나는 매일 하루에 두 번은 산책하듯
공원을 가로질러 간다.

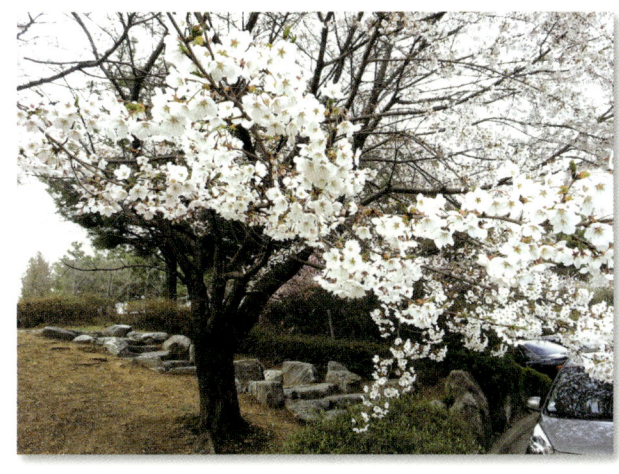

벚꽃이 정말 흐드러지게
피었다.
정말 예쁜 벚꽃을 그나마
맘 편히 볼 수 있어서
다행이다...

공원 곳곳이 예술이고
작품이다.

서울에선 입장료를 내야 볼 수 있을듯한 풍경!

나에겐 중산공원이 잠깐의 사색을 즐길 수 있는 삶의 여유며 휴식처이며
그리고 치유의 공간이다.

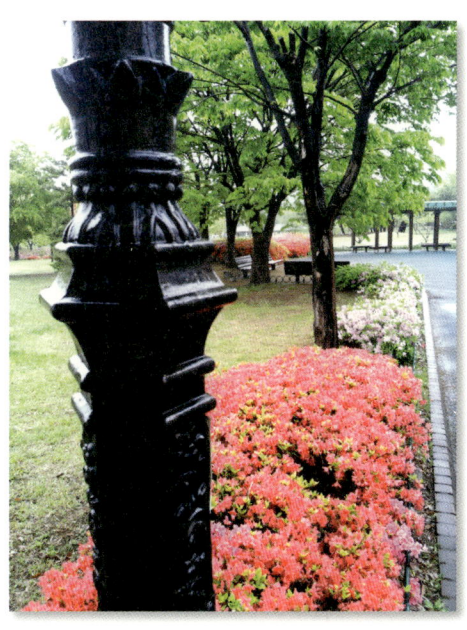
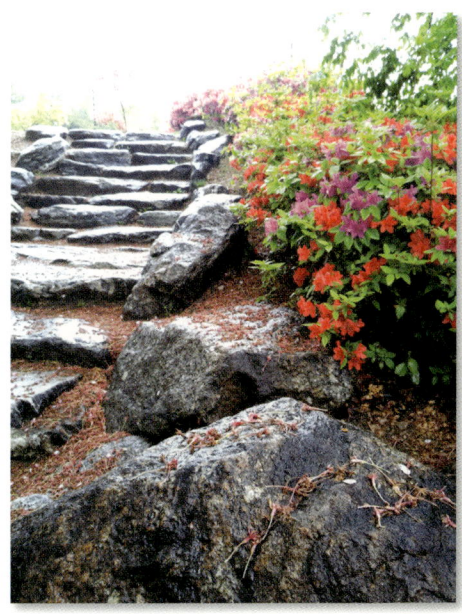

또 다른 생명

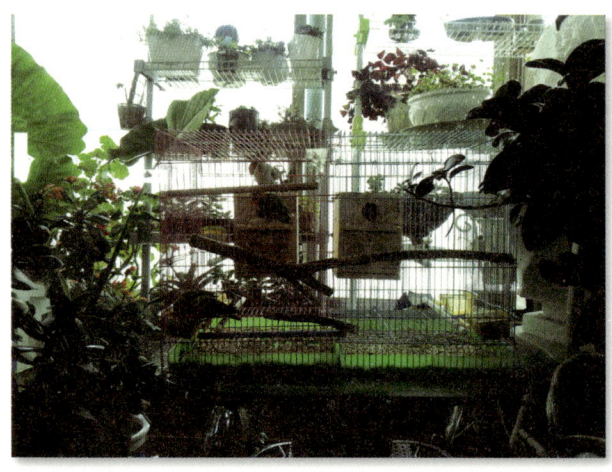

난 어렸을 때부터
화초와 동물들을 좋아했다.
그래서 그런지 우리 집엔
유난히 화초와 동물들이 많다.
정성을 들이는 만큼
싹도 나와주고 꽃도 피어주고
죽어가는 화초도
대부분 살려낼 수 있다.

어항에 수십 마리의 열대어들과
뭉치라는 강아지와 화실에 다니는 학생의
어머님이 중국에 이민 가시면서 주신 햄스터,
교회 집사님이 주신 노아와 방주라는
모란 앵무새 수컷 두 마리,
짝 맞춰 주려고 일부러 사온 암컷 두 마리와
같은 교회 다른 집사님이 주신 고슴도치 두 마리,
울 아들이 학교 앞에서 사온 병아리 두 마리… 많긴 많다.

아들 친구들은 우리 집을 동물원이라 부른다.
이런 생명이 나에게 힘을 준다.

신기한 가족과 친구들

남편이 아프고 난 뒤 내가 책임져야 할 생명이 갑자기 늘었다.
남편의 병시중과 화실 수업, 집안일... 이것만으로도 감당하기 버거운 상태였지만 왠지 식구들이 늘어나는 것이 좋았다.

그래도 남편은 이 녀석들을 지켜보며 재미있어하는 듯 보였고 조금은 집에 있는 무료함을 달랬을법하다.
더구나 이렇게 사이좋은 앵무새를 보면 더 그렇지 않았을까?
나도 이렇게 사이좋은 앵무새를 보고 있자니 잠시 잠시 반성도 하게 됐다.
이렇게 사랑하며 지냈어야 했다...

그런데... 문제는 암수 쌍이 아니라 수컷끼리 암컷끼리 쌍이 되어 저렇게 좋아한다.
노아와 방주 수컷 두 마리가 처음 우리 집에 오던 날 깜짝 놀랐다.
이렇게 다정하고 사랑하는 한 쌍이 수컷 두 마리였다니....
다음날 바로 암컷 두 마리를 사왔다. 새끼를 보고 싶었다.

기대는 어긋나고 결국은 암컷끼리 수컷끼리 짝을 지어 행복하게 살고 있다.
행복하면 된 거다.

노아가 영리하다...
새장의 문을 열고 어느 틈에 나와서 베란다를 자기 집처럼 여유롭게도 돌아다니고 있었다.
새장으로 넣으려고 잡는데 순순히 잡혀주고 날개를 파닥거리지도 않는다.
어디 집안에 풀어놔 봤더니 희한하게도 우리 곁으로 다가왔다.

특히 남편에게 너무 잘 가고 한참을 같이 놀곤 한다.
남편 어깨에 와서 앉아있고 손 위에 앉아있고 아프게 물지도 않는다.
내친김에 한 쌍이니 방주도 꺼내주었더니 와~ 방주는 춤을 춘다.

요 녀석들 때문에 우울할 만한 집안에 활기가 넘친다.
흔치 않은 경험으로 남편이 즐거워하니
갖고 있던 병도 다 나을 것만 같다.
노아에게 고맙고 노아랑 방주를 주신
집사님도 너무 감사한 생각이 들었다.

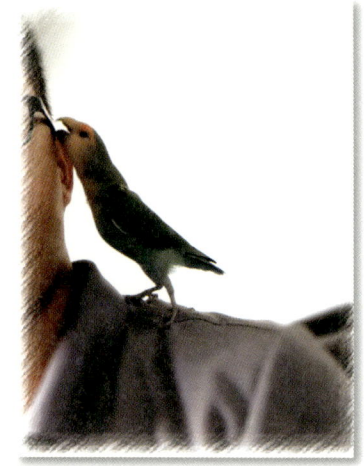

어찌 그렇게도 차분히 앉아있고
서로 무슨 생각을 하는 걸까?
아프다고 위로해 주는 거니?
꼭 무슨 귓속말을 하는 것처럼 착각하게 하는구나.

즐거움을 줘서 고맙다...

남편 손 위로도, 어깨에도, 등에도
잘 날아와 앉았네...
아들은 겁을 잔뜩 먹고 방석으로 방어~
위풍당당 앵무새 이름은 노아!

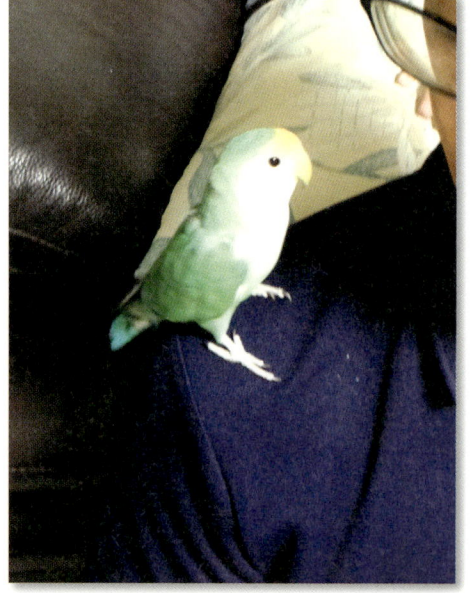

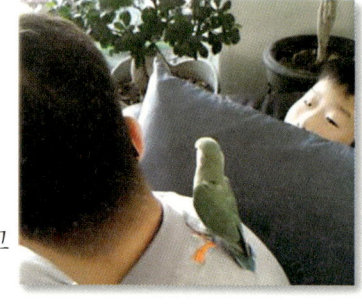

뭐를 하고

슬금슬금 가까이 다가와서
음악 감상을 잠시 방해하는 중~

이젠 아들에게도 얌전히 다가와 준다.

신기한 가족이 생겨서 좋다.

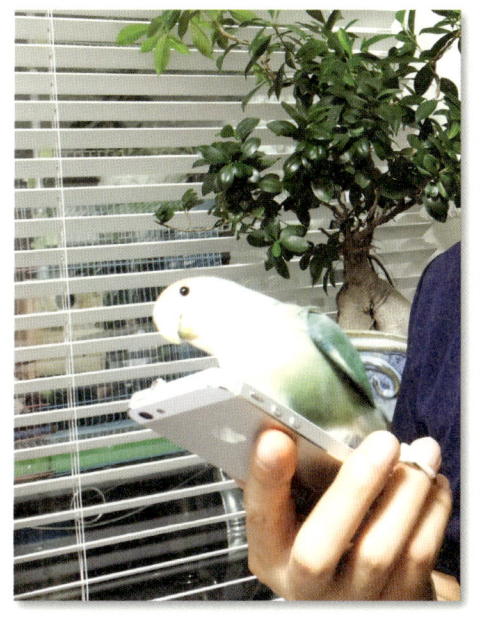

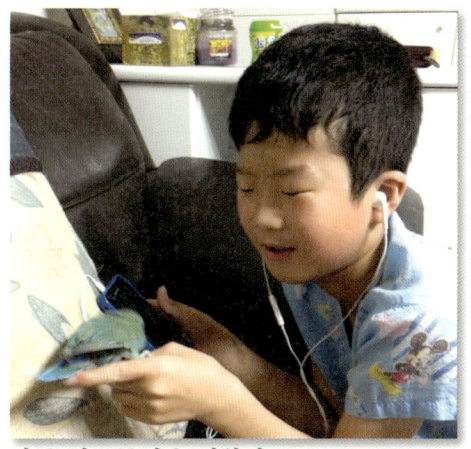

아들 친구들이 놀러왔다.
윤섭이와 관영이 해인이는
동우 유치원때 부터 친구라
평소에도 늘 놀러오는 친구들이다.

이번엔 노아가 놀아주네...
만져보고 싶은데 겁이나는 모양이다.

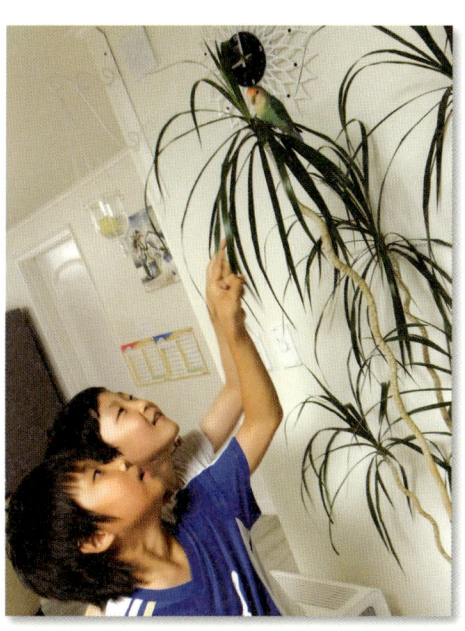

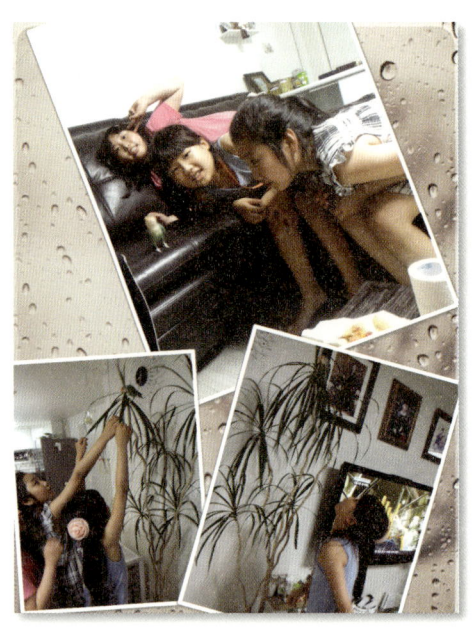

동우 같은 반 여자 친구들도 놀러 왔다.

해맑은 아이들의 즐거워하는 모습과
웃음소리를 들으니 고맙기만 하네.

동우집에 놀러 오고 싶어서 약속날짜를
미리미리 정하는 것도 예쁘고 고맙다.

너희 웃음소리가 명약같이 느껴진단다.

관영이는 노아가 조금 무섭구나…

윤섭이는 노아랑 마주 보며
무슨 생각을 그렇게 할까?

동우친구들은 모두 맘이 참 예쁘고
사랑스러운 아이들이다.

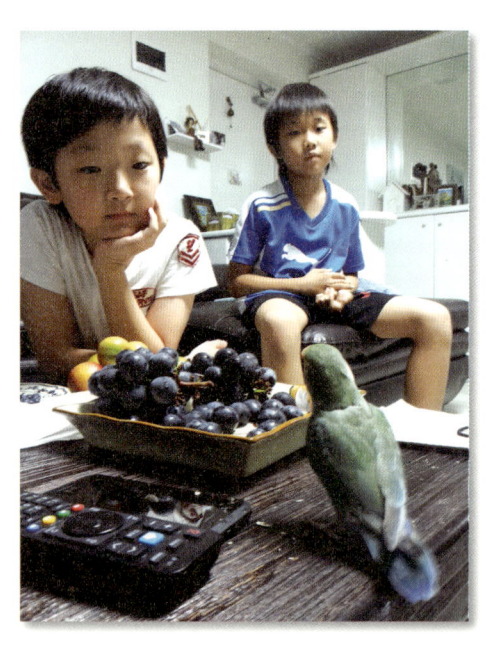

주환이와 동우가 화실에서 만나자마자
부둥켜안고 반가워한다.
신기한 녀석들이다.

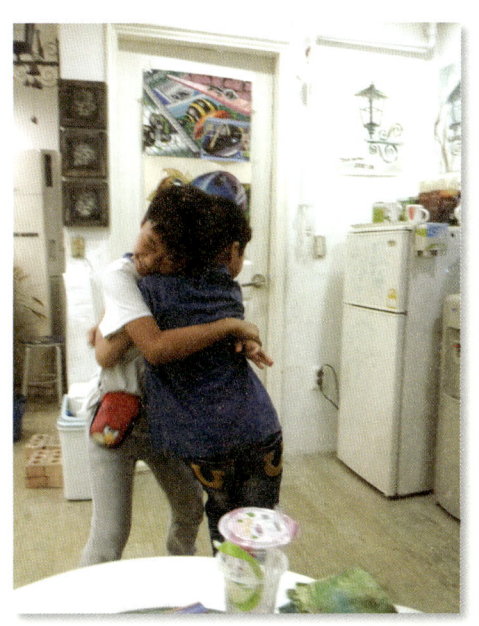

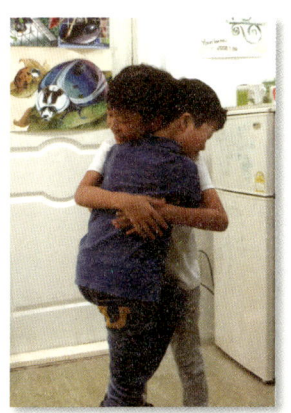

주환이의 집중타임~~~~
소질이 있다.
그림을 재미있게 그리네...

항상 사진처럼
커서도 우정이 이어지기를
바라본다.

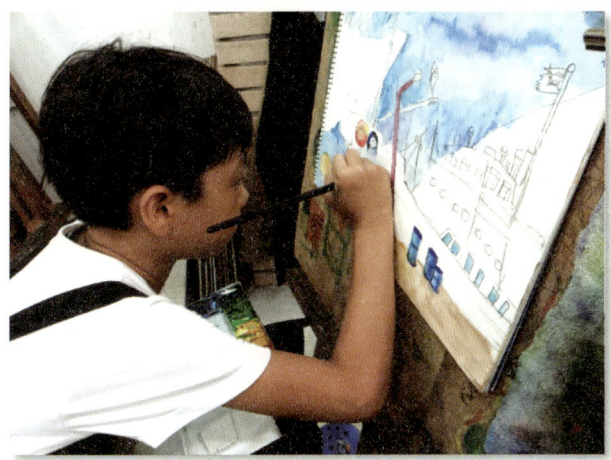

동우집 가는 길

감사하게도 친구 어머님이 애들 간식을 챙겨주셨다.
손에 손에 감사한 간식을 들고 신이 나게 동우집으로 소풍 가듯 간다.
집으로 가는 길에 해인이와 예진이 그리고 동우랑 함께 찰칵~
자~ 오늘도 동우는 친구들과 함께 집으로 고~ 고~~~

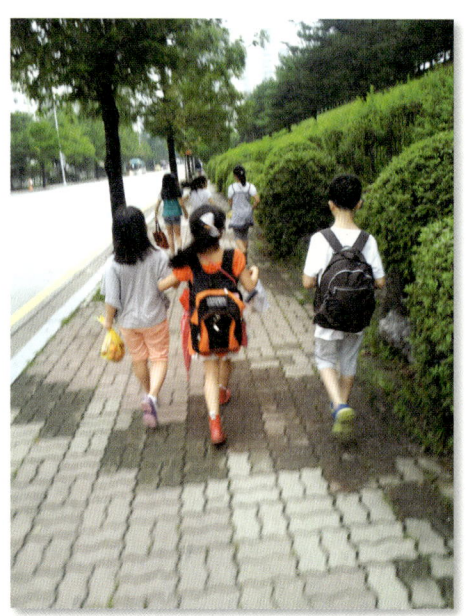
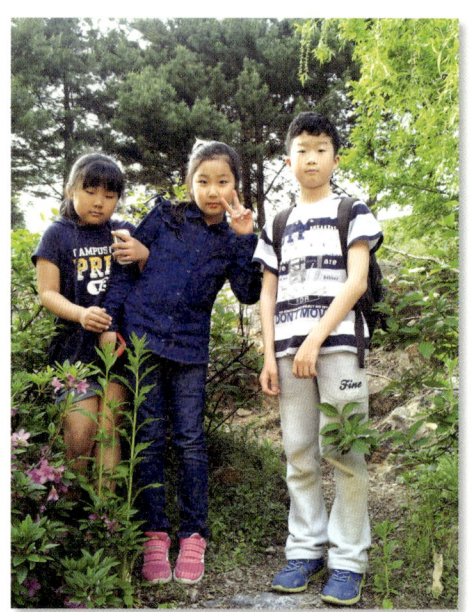

학기 중간에 우리 집은 이사를 했다.
그 바람에 동우 학교도 멀어지고 친구들과도 자주 못 놀겠다 싶었는데 이 먼 곳까지 걸어서 놀러 온다.
친구 한 명이 오기로 하면 애들끼리 비상연락망이 도나 보다.
한 명이 온다 했는데 11명이 된 적도 있었다.
사람 사는 것 같은 느낌...
재잘재잘~ 까르르~ 애들끼리 너무 잘 논다.
이젠 집주인보다도 먼저 알아서 가는구나...

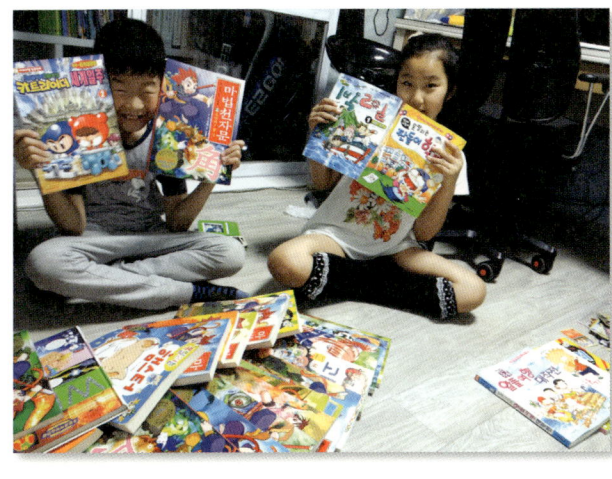

아파트 재활용 버리는 날에
동우친구 해인이가 놀러 왔다.
내가 버려진 화분을 주워 오면
창피하다더니 친구랑은
나도 모르게 둘이서
책을 많이도 주워 와서
무척 좋아한다.

책을 들고 오면서
"엄마 피를 이어받았나 봐"라고
하네...

편지

어느 날 해인이가 나에게 편지를 몰래 준다. 며칠 전에도 받아서 감동이었는데…
이번엔 동우 아빠 것도 있다. 남편도 읽어보고는 입가에 미소가 번진다.
몇 날 며칠을 읽고 또 읽었다.
이렇게 어린아이들마저도 남편의 병이 낫기를 바라는 고마운 마음이 있어서 지금처럼 좋아질 수 있었으리라.

고맙다. 해인아~

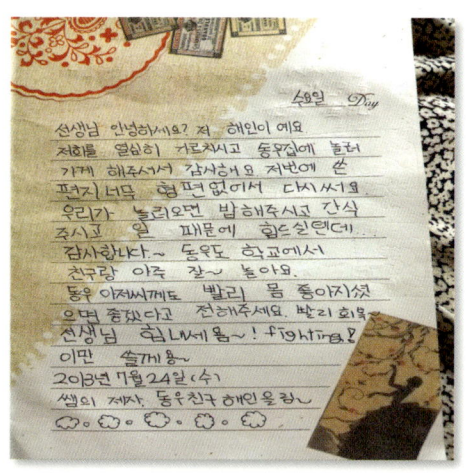

*
선생님 안녕하세요? 저 해인이 예요.
저희를 열심히 가르치시고 동우집에 놀러가게 해주셔서 감사해요.
저번에 쓴 편지 너무 형편없어서 다시썼어요.
우리가 놀러오면 밥해주시고 간식 주시고 일 때문에 힘드실텐데..
감사합니다.~
동우도 학교에서 친구랑 아주 잘~ 놀아요.
동우 아저씨께도 빨리 몸 좋아지셨으면 좋겠다고 전해주세요. 빨리 회복~
선생님 힘내세용~! fighting!
이만 쓸게용~
2013년 7월 24일(수)
쌤의 제자. 동우 친구 해인 올림~

*
동우아저씨 안녕하세요?
저 동우 친구 해인이에요.
매일 저희가 놀러가서 편히 쉬지도 못하고
죄송해요.
이제 조용히 놀게요.
아참 그리고 선생님이 처음보다 몸이 많이 좋아지셨
다던데 정말 다행이에요.
빨리 나으세요. 그러길 기도할게요.
그리고 저희가 와도 따뜻하게 맞아주셔서 감사합
니다.
2013년 7월 24일 동우 친구 해인 올림

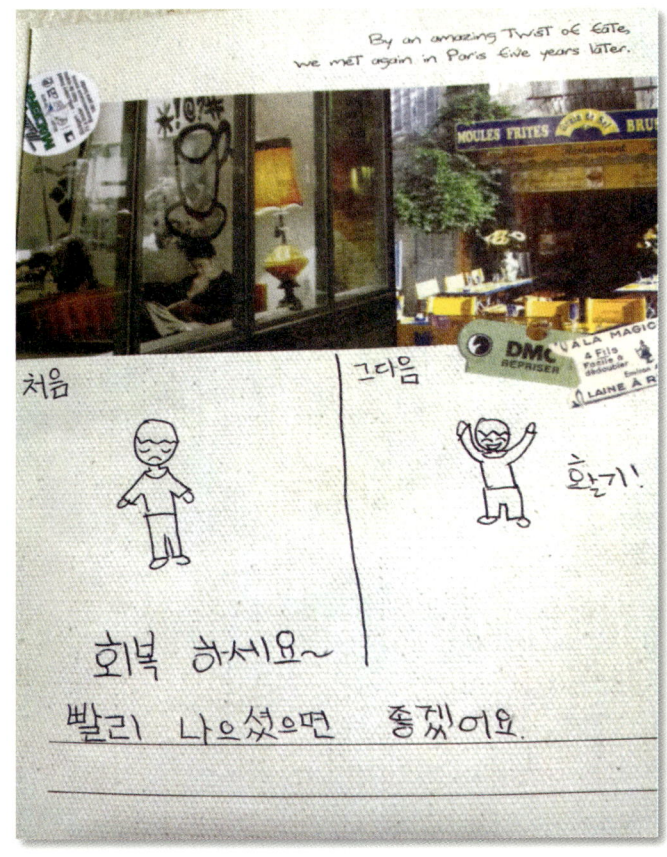

일상의 행복

아들이 요리해본다고
야채 자르고 달걀 풀고 계란말이를 만들었다.
엉망이다.
설거지까지...
다 키웠구나... 좋다...
그런데... 고무장갑 속에 물은 왜 넣는거냐?

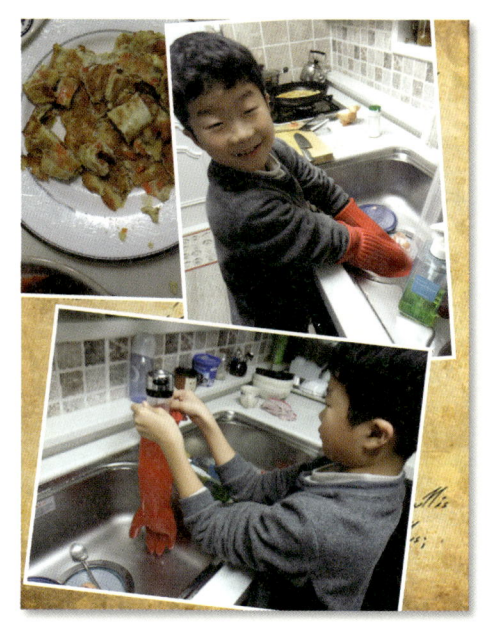

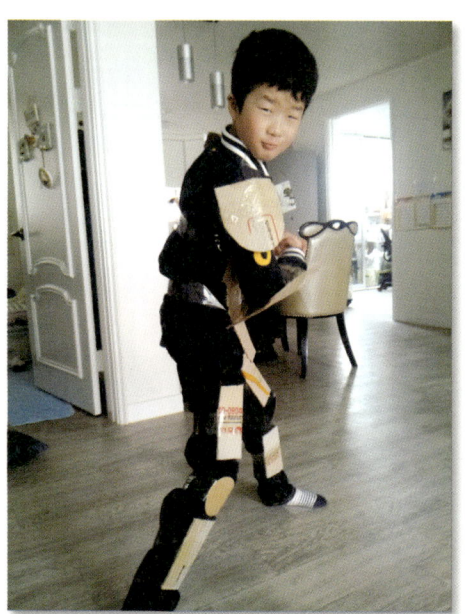

울 동우는 아빠랑 영화 아이언맨을
보고 와서 상자로 바로 슈트 제작
들어가셨다.

표정 참 진지하고
폼 한번 거~~~하다~~

학교 끝나고 아들이 꽃 한 송이를 주면서
애교를 부린다.
"엄마를 위해 준비했쪄~ 받아주세용~"

요즘 길가에 흔하디 흔한
노란 민들레꽃이다. 고맙다.
그 어떤 꽃다발보다도 예쁘구나...

지친 가운데 동우가 엄마 활력소다.

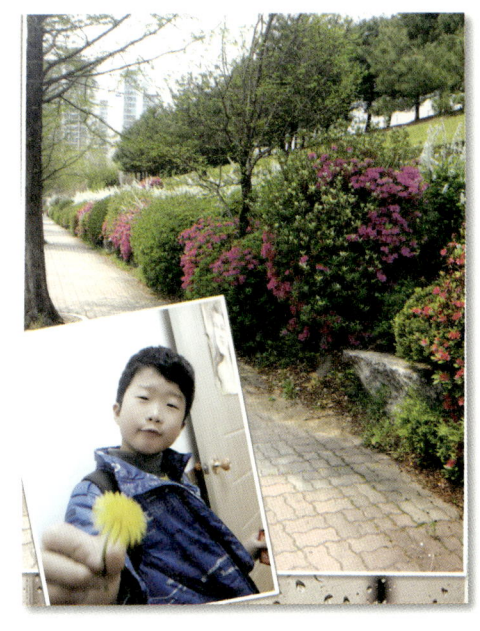

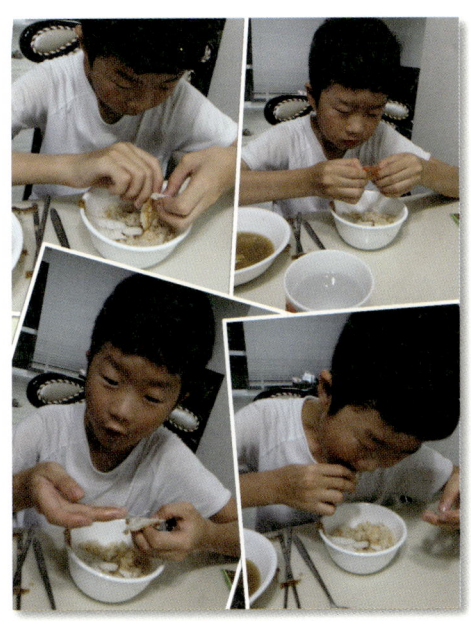

갑자기 수저와 젓가락 대신
손으로 밥을 먹어 보겠다네~
어디 맘껏 먹어보라 했더니
밥도 김치도 더 잘 먹는다.
생선을 구워줬더니
손으로 가시도 발라서 진짜 잘 먹는다.
김치는 찢으면서 아주 관찰을 하고
스스로 가시를 발랐다고 놀라고 있네.

어제 너무 열심히 놀았는지
웬일로 일찍 잔다고 하더니
옷을 갈아입고 나오라니까
어디서 붉은 악마 두건을 둘러매고는
애교를 부린다.

동우가 아니라 동순이 같구나.
우울한 우리 집 애교쟁이...

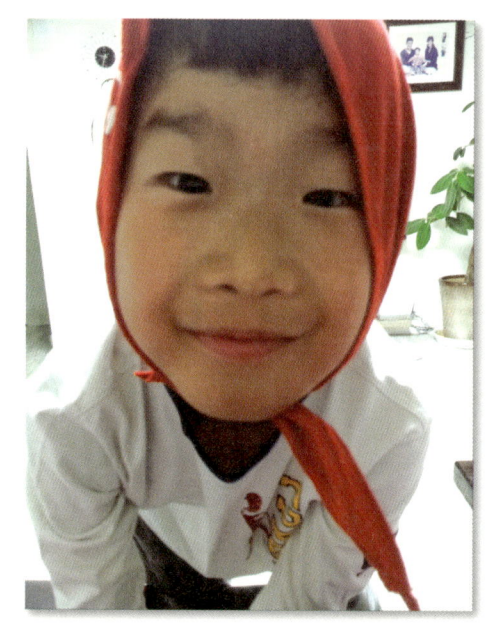

동우랑 집으로 가는 길
길가에 꽃들이 이제 막 피기 시작한다.
활짝 다 피면 무척이나 예쁠테지...

울동우 갑자기 업어달란다.
사진 찍으면 업어준다 했더니
폼 좀 잡아준다~ 웃을 때가 아니지~

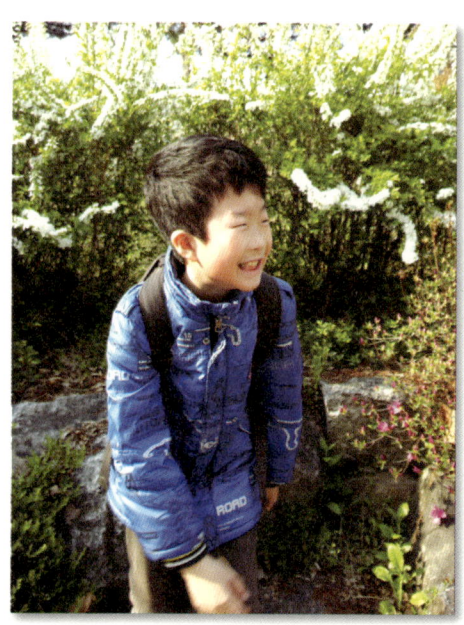

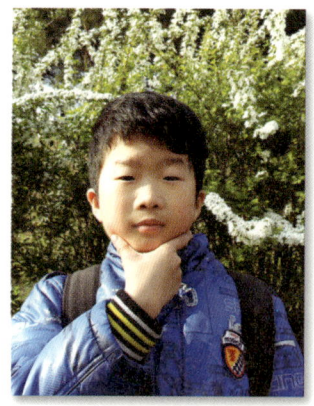

동우 책가방에 내 가방에 동우까지 모두 내등에
다 올라갔다.
늙었나? 무겁다!
내등에 오랜만에 업혀서 무척 좋아하는 아들.
자주 업어주지 못해서 미안하다...

집으로 오는 길에 마트에서 장을 봤다.
울 아들 장을 본 거 남자가 드는 거라고
혼자 들고 간다네.

길가는 사람들 빈손으로 가는 나를
힐끔거리며 째려보고 지나간다.
남 보기 민망해서 장 본 거 달라 했더니.
"거~ 거참~~ 여자는 그냥 가는 거야~"라며
책가방에 신주머니까지도 혼자 다 들겠다고
우겨대는 건 대체 무슨 생각을 하는걸까?

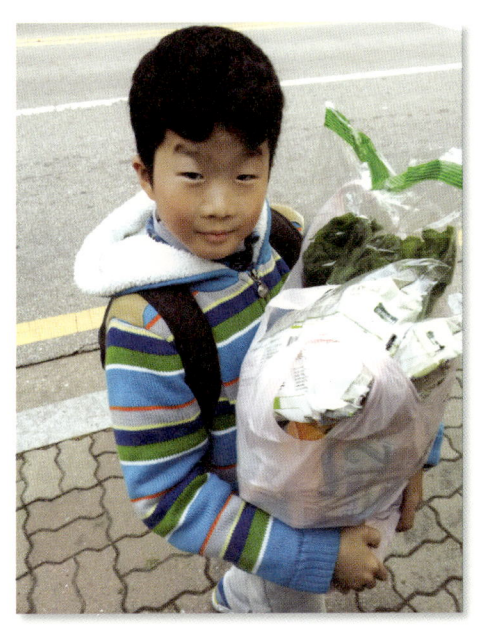

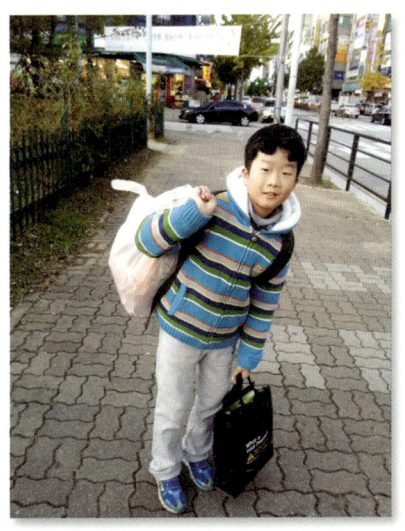

집에 오자마자 장 본 거 내동댕이치고
드러누워 버렸네~~^^;;;

버스로 두 정거장 정도 되는 거리를 걸은 셈~
진짜 내 아들이지만 특이한 놈이다.

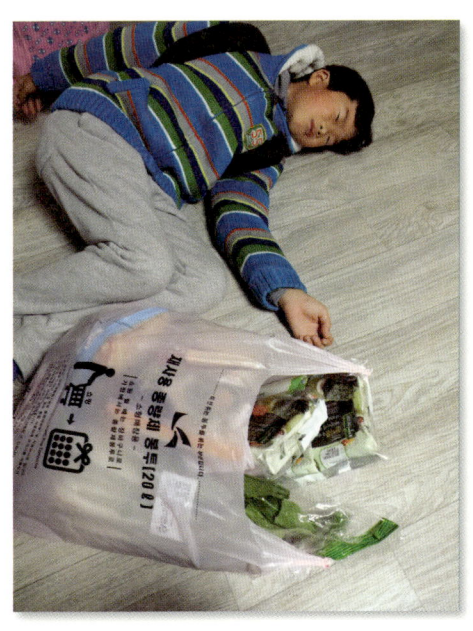

동우는 오늘 병아리 두 마리를
학교 앞에서 사왔다.
들고 오면서 첫마디가 잡아 먹지 마~~

친구들도 함께 놀러 왔는데 친구 중에
유나는 메추리 두 마리를 샀다.
애들끼리 노는 사이에
메추리 한 마리는 이미 죽고...
나머지 한 마리도 너무 약해 보였다.

친구가 메추리 못 키울 것 같다며
동우를 주고 갔는데 병아리 두 마리는
서로 의지하며 잠을 자는데 혼자 남은 메추리는 밤새 빡빡~거리고 울어댄다.

울 동우 메추리가 춥고 외로워서 그런 거 같다며 윗옷으로 이불을 만들어 덮고는
이러고 자기는 잠을 안 잘 거라네...

어쩜 그리 어렸을 때 나더냐~

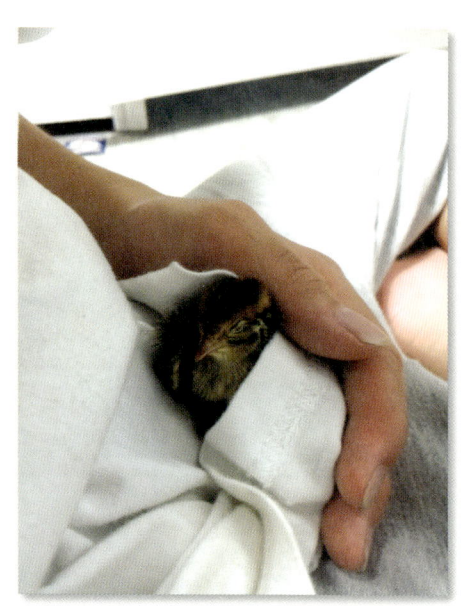

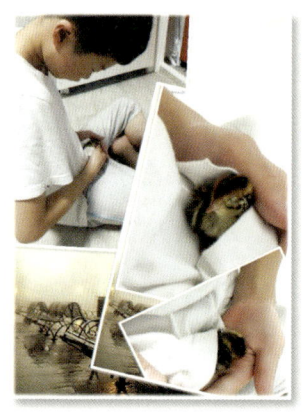

동우랑 함께 퇴근하고 집으로 가는 길
중산공원의 지압 코스를 꼭 들렀다 간다.
난 솔직히 귀찮다 빨리 가서 밥도 해야 하고 할 일이 태산인데...
허락해 달라고 필살기 애교 중이다.
이참에 평소에 사진 찍기를 거부하던 동우에게 사진 찍으면 한 바퀴 돌게 해주기로 하고
사진 몇 장 남겼다~

아마도 서울로 이사 가신 외할아버지와 늘 함께 걷던 곳이라 그럴지도 모른다.
동우는 항상 이곳에 가까워지면 할아버지 이야기를 하곤 한다.
딸보다 외손자가 났다...

집에 와서는 아빠랑 노트북을 보며 뭔가를 찾고 있다.
서로 슬슬 장난도 치고 대화도 늘고...
워낙 말수도 없고 표현도 못 하는 아빠 덕에 아빠를 어려워하더니...
참 보기가 좋구나...

언제까지나 이 모습 이대로 재미있게 살자.

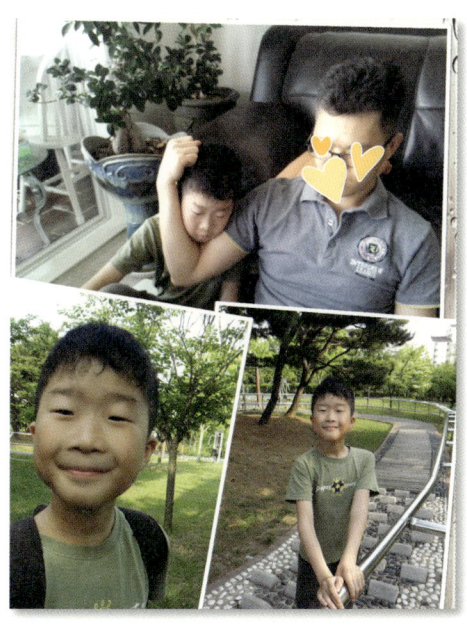

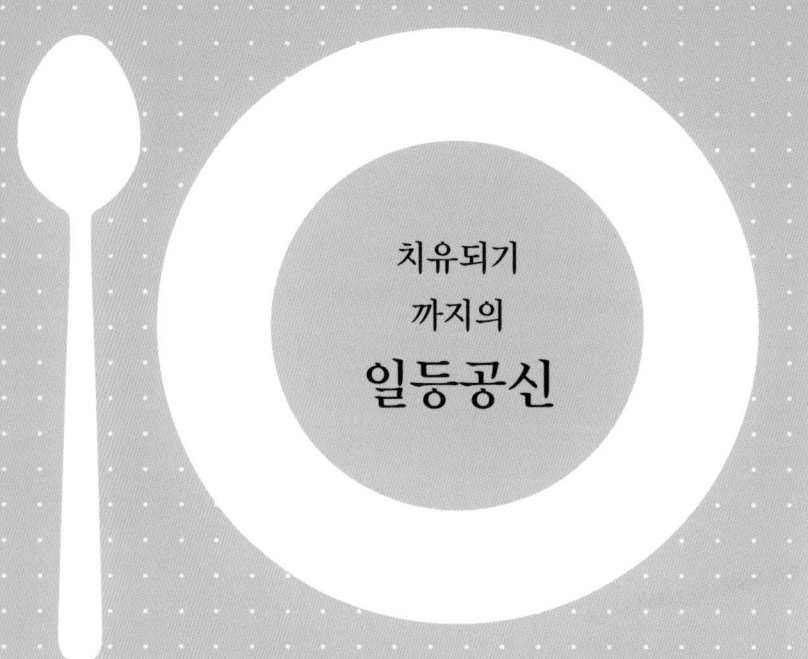

치유되기
까지의
일등공신

치유되기까지의 일등공신

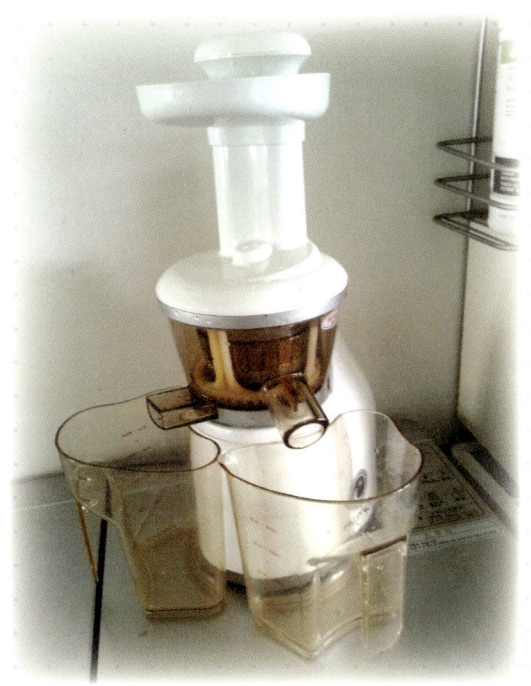

있으면 너무 요긴하게 잘 쓸 수 있기에 꼭 소개하고 싶다.

아무런 감정 없는 물건이긴 하나
남편의 음식을 만들 수 있게 너무 큰 도움을 받아서 그런지
기계마저 감사하고 수고한다는 말을 하게 된다.
쉬지 않고 열심히 일해줘서 고맙다.

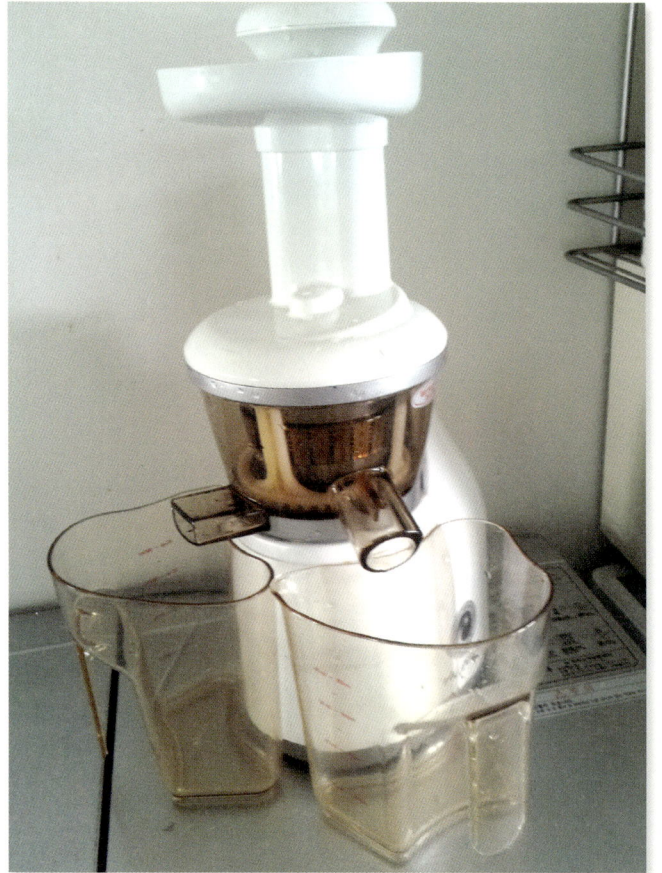

휴롬 (HUROM)
암을 예방하는 채소 과일로
미리미리 챙기는 가족건강

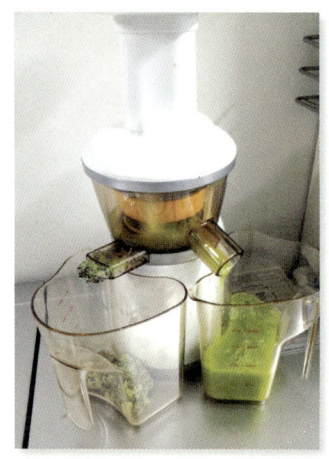

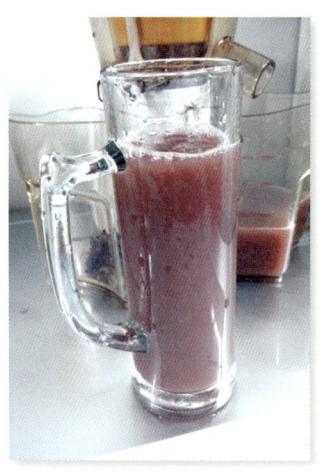

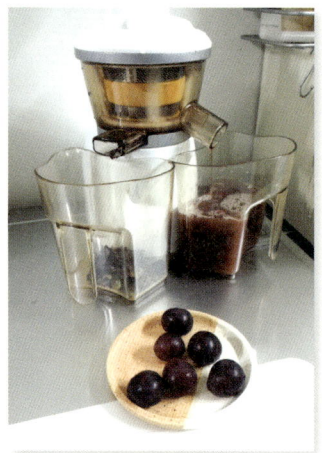

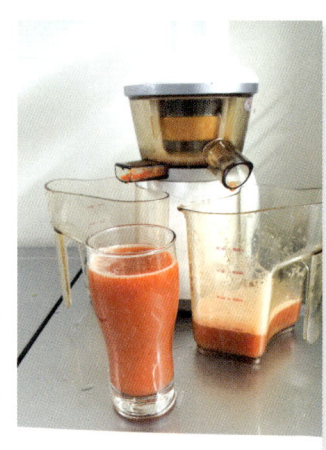

절망적인 순간부터 희망적인 순간까지 하루도 쉬지 않고
하루에도 몇 번씩 건강한 항암 과일과 채소를 짜주었다.

아마 모든 사람이 놀랄 정도로 남편의 건강이 좋아졌던 100일간 너무 익숙해져서
지금 6~7개월을 지나 앞으로도 평생 함께하지 싶다.

기계가 고맙다고 느껴본 건 생전 처음이다.

책을 준비하면서 휴롬을 소개하고 나니 갑자기 성경 속의 말씀이 생각났다.

> 구하라 그리하면 너희에게 주실 것이요 찾으라 그리하면 찾아낼 것이요
> 문을 두드리라 그리하면 너희에게 열릴 것이니 구하는 이마다 받을 것이요
> 찾는 이는 찾아낼 것이요 두드리는 이에게는 열릴 것이니라

― 마태복음 7장 7~8절

나의 책에 휴롬을 소개하니 책 낼 수 있도록 지원 좀 해달라고...
두드리면 열릴 것이라는 말씀에 무작정 휴롬의 문을 두드렸다.

이틀 후 연락이 왔다. 책을 낼 수 있게 다방면으로 지원을 해주시겠다고...
첫 통화의 순간을 잊지 못한다. 믿을 수 없는 일이었다.
김성훈 팀장님, 김영진 주임님 감사합니다.

지금은 어느 정도 지원해 줄 수 있을지 또 그 시점에 대해 내부 논의 중이라고 하는데... 어찌되었건 신경 써 주신 이수민 대리님께도 감사드립니다.

이 모든 것이 나에게는 또 다른 삶의 활력소라...

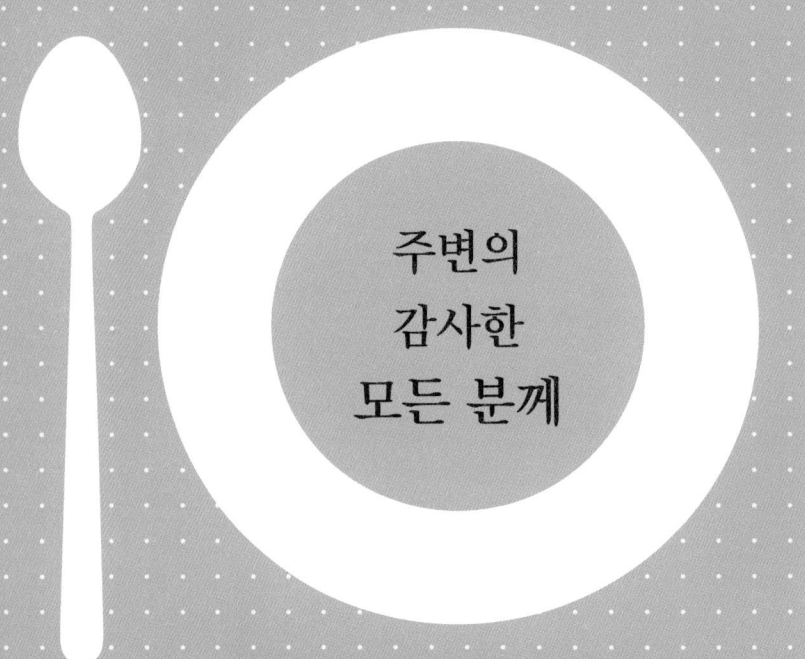

주변의 감사한 모든 분께

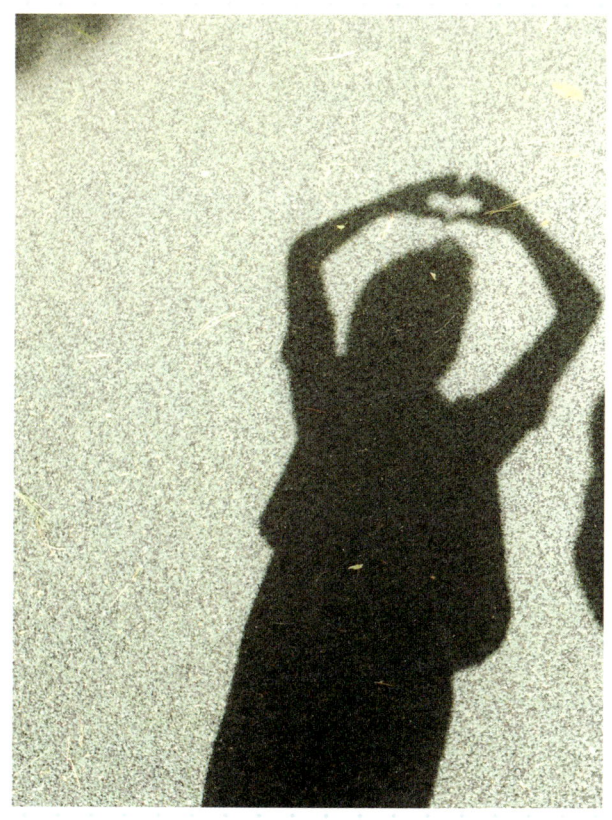

2012. 동우 그림자

먼저...
저의 기도를 들어주셔서 이렇게 책을 낼 수 있게 이끌어 주심을 하나님께 감사드립니다.

엄마 아빠...
절대 받은 만큼 다 갚지 못할 정성과 사랑을 주시고 하나밖에 없는 약한 딸 걱정에 수많은 눈물을 흘리셨을 것을 알기에 더 강하게 씩씩하게 살려고 노력하고 있답니다.
온 힘을 다해 열심히 사는 것 오래도록 지켜봐 주세요.
비록 지금은 힘이 되어 드리지 못하나 살면서 조금씩이라도 갚을 수 있게 노력하겠습니다.

오빠 그리고 동생...
내겐 키다리 아저씨와 같은 존재입니다.
차곡차곡 가슴속에 쌓아두고 차근차근 꺼낼 날이 속히 오기를 기도합니다.
언니와 가은이네도 진심 어린 걱정들...
늘 감사히 생각하고 있습니다.

친척에게는 일부러 알리지 않았는데...
우연히 알게 되신 우리 둘째 이모님과 은주 고모...
좋은 약재도 보내주시고 너무 감사합니다.
고모님과 고모부님이 농약 안 친 쇠비름을 캐시느라 뙤약볕에 온종일 남의 그 큰 비닐하우스의 잡초까지 다 뽑아 주셨다는 말씀을 전해 듣고 너무 감사했습니다.
얼마나 힘드셨는지요.
그 정성이 하늘이 닿았나 봅니다.
감사합니다.

아픈 아들을 위해 많은 눈물과 걱정에 잠 못 이루셨을 시부모님과 시댁의 모든 분에게 위로를 드리며 미흡할지 모르나 더 열심히 노력하는 모습 보여 드리겠습니다.
보내주신 효소와 차가버섯 너무 감사합니다.

묵동 평화교회 장춘익 목사님과 사모님 또 장로님과 전도사님...
그 외 많은 분의 뜨거운 기도를 부모님을 통해 항상 듣고 있습니다.
넘치는 관심과 사랑 항상 감사히 생각합니다.
목사님과 평화교회 성도들의 건강함과 가정에 더없는 축복을 주시기를 진심으로 기도드립니다.

일산 신광교회 최영업 목사님 감사합니다.
남편이 아프고 교회를 가야겠다는 생각이 간절했을 때 올케언니의 도움으로 신광교회를 알게 된 것이 얼마나 감사한지 모르겠습니다.
예배 첫날과 둘째 날에 왜 그렇게 눈물이 나던지 찬송가와 설교내용이 저를 향해 하는 말씀처럼 생각이 들어 예배시간 내내 죄송해요~ 잘못했어요~ 용서해주세요~라는 말만 맴돌았었네요.
매주 예배 후에 따로 기도해 주시고 걱정해 주시고 남편을 안아주시며 격려를 아끼지 않으신 목사님께 크고 많은 위로를 받았습니다.
목사님 가정에 저희에게 보여주신 하나님의 사랑보다 몇십 배 몇백 배가 되는 축복을 내려 주시기를 기도드리며 매주 좋은 말씀 보내주시는 김소진 목사님과 김인자 권사님의 가정에도 큰 축복을 내려 주시길 함께 기도드립니다.

주환이 어머님....
아마 평생을 가도 잊지 못할 것입니다.
절망 속의 천군만마를 얻은듯한 느낌이 어떤 느낌인지 아실지요. 그 든든함을 어찌 갚아야 할까요. 정말 절망적일 때 크고 많은 위로가 되었답니다.
많은 배려와 걱정 잊지 않겠습니다.
감사합니다.

신촌 세브란스병원 소화기 내과 방승민 선생님 감사합니다.
타 병원에서는 검사 자료만 보고도 환자를 볼 필요도 없다하고 치료해볼 의지도 보이지 않았답니다. 그래도 선생님은 포기하지 않으시고 맡아주시고 항암 주사를 시작할 수 있도록 기회를 주셔서 얼마나 감사한지 모릅니다. 조금씩 남편의 증상이 좋아질 때마다 기쁘게 웃어주시고 처음으로 상당히 '고무적'이라고 표현해주신 한마디 말씀 그 자체만으로도 매주 열심히 견뎌낼 수 있는 큰 힘이 되었답니다.
감사합니다.

신촌 세브란스병원 외과 최성훈 선생님 감사합니다.
어려운 수술을 선택해 애써주셔서 감사의 말씀을 어찌 전할지 모르겠네요.
다시 한 번 감사드립니다.

윤섭이 진희 어머님...
길에서 만나서 동우 아빠 이야기를 들으시고는 자기 일처럼 눈물을 흘리셨던 그 모습이 잊히지 않습니다. 진심으로 걱정해주시는 따뜻한 맘에 정말 감사드립니다.
얼마 전 주신 얼린 홍시는 동우 아빠가 정말 맛있다며 거의 혼자 다 먹었네요^^
아마 명약과도 같은 효과를 볼듯합니다.
감사합니다.

일산 창공 화실의 학생들과 어머님 모두 감사합니다.
내 일처럼 진심으로 걱정해주시고 또 호전됨에 함께 기뻐해 주시니 그 고마움 때문에 제가 힘을 더 낼 수 있었답니다.
어리지만 조심스럽게 걱정해주는 학생들도 슬쩍 안부 물을 때마다 어찌나 고마운지...
가끔 동우친구들이 멀리 떨어진 집인데도 놀러 오고 싶어하는 것이 너무 감사하단다.
해인이의 응원의 편지도 아주 많이 고맙단다...
너희 때문에도 선생님이 잠시 힘듦을 잊고 웃을 수 있었단다.

우리 친구들....
내가 힘들 때 푸념도 들어주고 위로도 해주고... 힘이 많이 되고 있단다.
어려울 때 도움을 준 수정이 종숙이 좋은 책을 선물해주고 병원 진료 볼 때마다 잊지 않고 연락 해주고 상황을 묻던 상현이...
멀리까지 와서 직접 아픈 곳에 쑥뜸 떠준 광수...
선미, 옥란이, 윤정이, 경희, 준우, 용철이, 광종이, 영범이, 진원이, 진희, 영재, 미향이, 영호, 소영이, 경옥이...
이름이 빠졌어도 이해하고... 내 친구들 고맙다.. 다들...

마지막으로 풀무원 나또의 김하은님 감사합니다.
보내주신 많은 냉동 나또 잘 먹었답니다.
친절히 메일도 주시는 따뜻한 맘에 감사드립니다.
항상 건강하세요.

✽ TIP

*** 죽
문어나 황태를 아주 잘게 다져서 푹~ 고은 물에 밥과 새우젓 조금만 넣고
푹~~~ 고아서 드시고 책 속의 음식재료를 곱게 다져서 죽을 만들면 좋답니다.
환자는 하루 세 끼만 먹는 것이 아니랍니다. 밥맛없는 환자는 밥 간식 구분하지 마세요~

또, 한번 식사할 때 많이 먹길 바라지 마세요.
환자에 따라 조금씩 5번도 나눠 먹고 10번도 나눠 먹고 30번 50번이라도
한입씩 나눠 먹게 해야 합니다.
한번 권하면 한번 먹는 거고, 열 번을 권하면 열 번을 먹게 되는 것이랍니다.
그러기 위해선 보호자가 계속 틈을 만들어 권해야 한답니다.

음식을 한입씩이라도 맛보게 하려면 좀 전에 드렸던 음식이나 간식들을 반복해서 드리지 마세요.
종류를 달리해서 먹고, 싫증 나지 않도록 하는 것이 중요하답니다.

단백질이 부족하시면 소금기 없는 싱싱한 생물 오징어나 연어, 살 깊은 생선 등을 노릇하게 구워서
간식으로도 좋습니다.

아침, 점심, 저녁 식단이 다를 것이 없고요. 자기 전까지 반복합니다.
아침에 일어나자마자 과일주스 한잔 직접 짜서 먹고 사과 두세 쪽 정도 먹고요. 세수하고요.
기본 식단의 아침 먹습니다.

아침먹고 10분쯤 후에 키위 두 개, 요거트 한 개 먹고요. 나또 먹습니다.
이후 여러 가지 따뜻한 차(우영차, 연근차, 노루궁댕이차)를 옆에 두고 조금씩 마시며,
차가 식거나 다 마시면 바로 따뜻한 다른 종류의 차로 바꿔놓고 점심 전까지 마십니다.

운동 삼아 식사 후 공원 두세 바퀴 걷고요. 집에 와서 과일즙 한잔 마시고요.
따뜻한 차와 견과류 과일 먹네요.
과일 대신 여러 간식을 번갈아가며 먹기도 합니다.

🔲 기본 식단
국을 포함한 기본 반찬 + 생선종류(닭가슴살)의 구이 1가지
기본 반찬 이외 다양한 나물을 바꿔가며 추가하셔도 좋습니다.

🔲 간식 종류
* 견과류, 볶은 율무, 볶은 현미, 볶은 콩, 과일, 현미 가래떡, 옥수수, 감자, 고구마
  문어, 낙지, 꽃게
* 1~2주 한 번씩 껍질 벗긴 오리와 껍질 벗긴 닭을 삶아 살만 먹음
* 간식 중에 과일은 가끔 지루하지 않게 흔히 먹지 않았던 과일들을 먹음
  망고스틴, 망고, 아보카도, 석류, 무화과...
* 제일 많이 먹거나 짜서 마신 과일과 채소
  사과, 포도, 키위, 수박, (방울)토마토, 파프리카, 브로콜리, 당근, 양배추, 무

암환자를 위한 매일 차릴 수 있는 **밥상**

✳ 작가 이야기

현재 저는 취미로 관상 닭을 기르고 있답니다.
닭이라 하면 한가지 형태만 떠오르는데
세상에는 상상도 못 할 특이한 모습의 이쁘고 멋있는 닭이 많답니다.
한두 마리로 시작했다가 이젠 직접 부화도 하다 보니 너무 많아져서
농장을 지어서 닭뿐만이 아니라 아프리카 거위도 기르고 특이한 오리도 기르고
길고양이도 기르고..^^ 처음 시작은 이쁜 꼬꼬가족을 상상하며 기르기 시작했어요.

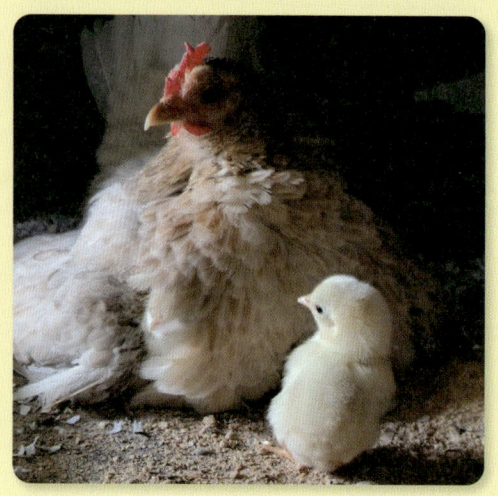

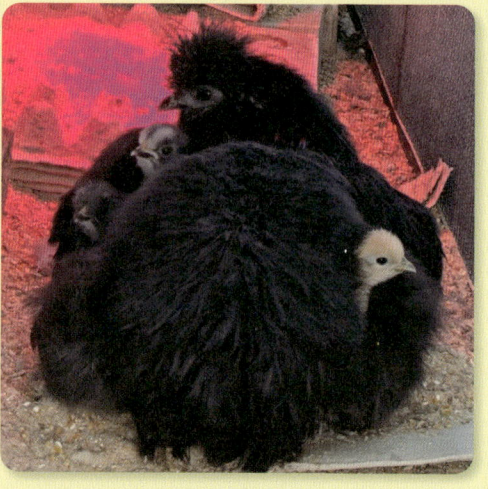

이런 모습이요. ^^ 이쁘죠?

관상 닭 종류가 많지만 제가 기르고 있는 대표적인 몇 가지만 소개해 드릴게요.

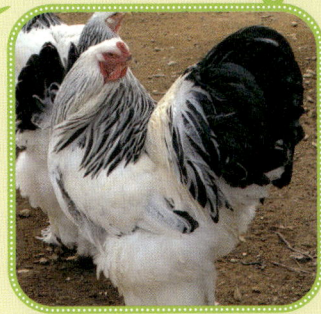
라이트 브라마

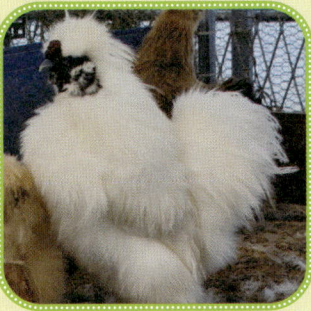
화이트 실키

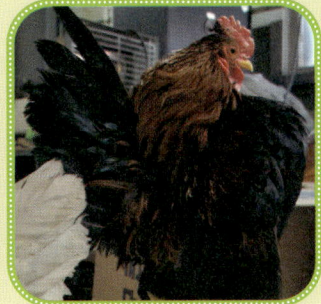
세라마

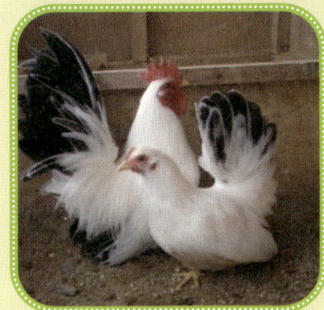
검은꼬리 자보

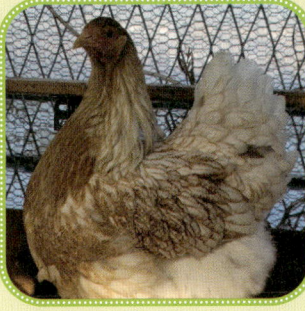
스플래쉬 브라마

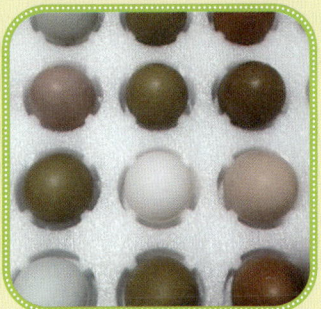
관상 닭이 낳은 알

관상 닭이 낳은 알은 가격이 비싸답니다.
부화용 종란으로 한 알에 5천 원부터 1만 원, 2만 원, 3만 원, 6만 원 이상 하는 것도 있답니다.
그런 알을 저희는 가족들과 식용란으로 먹고 있답니다. ^^
평소 사서 먹던 계란과 비할 수 없이 신선하고 고소해서 부모님과 형제 가족들과 함께 먹고 주변 지인분께 선물로도 드리다 보니 한번 맛보신 분들이 구입을 원하셔서 저렴하게 드리고 있답니다.
농장 주변에 여러 가지 꽃과 나무도 심어놓고 부모님과 고추와 배추 무 고구마 등등 심고 수확하며 주변 분들과 함께 나누며 지내고 있네요. 어떠한 흥미로운 취미 생활을 할 수 있다는 건 참 좋은 거 같아요. 이 책을 읽는 모든 분들이 신체적인 거나 정신적으로도 건강한 도움이 되길 바랍니다.

문의 - metalmetel@naver.com